Annette Kerckhoff, Michael Elies

Die Babyfibel

Annette Kerckhoff, Michael Elies

DIE BABYFIBEL

Naturheilkundliche Selbsthilfe für die Schwangerschaft und die erste Babyzeit

Unter Mitarbeit des Geburtshauses Essen

KVC | VERLAG

KVC Verlag
NATUR UND MEDIZIN e. V.
Am Deimelsberg 36, 45276 Essen
Tel.: (0201) 56305 70, Fax: (0201) 56305 60
www.kvc-verlag.de

Kerckhoff, Annette; Elies, Michael
Die Babyfibel – Naturheilkundliche Selbsthilfe für die Schwangerschaft und die erste Babyzeit

Wichtiger Hinweis: Für Angaben über Dosierungsanweisungen und Applikationsformen kann vom Verlag keine Gewähr übernommen werden. Jede Dosierung oder Applikation erfolgt auf eigene Gefahr des Benutzers.

ISBN 978-3-945150-52-8

Gestaltung: eye-d Designbüro, Essen
Druck: Union-Betriebs GmbH, Rheinbach

klimaneutral
natureOffice.com | DE-574-923115
gedruckt

Geleitwort

In meinem wunderbaren Beruf als Frauenärztin war die Geburtshilfe immer das Größte und Erfüllendste, was ich mir als Frau vorstellen konnte. Deshalb habe ich mich auch während all meiner Berufsjahre intensiv für Paare mit unerfülltem Kinderwunsch eingesetzt.

Frau Dr. Veronica Carstens teilte meine Begeisterung für die Geburtshilfe und die Kinder. Sie unterstützte meine Arbeit mit ihrer Stiftung und wäre sicher überglücklich gewesen, wenn sie selber das Vorwort zu dieser Babyfibel aus ihrem Verlag hätte schreiben können.

Die Naturheilkunde und die Komplementärmedizin bieten einen reichen Schatz an Vorsorge- und Therapiemöglichkeiten für die sensible Phase der Schwangerschaft und des Wochenbetts. Selbsthilfe mit bewährten Methoden wird jetzt groß geschrieben und hilft Ihnen, liebe Leserinnen, sich auf die verantwortungsvolle Aufgabe der Mutterschaft einzulassen.

Dieser kompakte Ratgeber von Annette Kerckhoff und Michael Elies ist eine praktische Zusammenfassung vieler Tipps und Informationen rund um Schwangerschaft und Geburt. Von B wie Blutdruck bis Z wie Zahnpflege werden Hilfsmaßnahmen für alle typischen Schwangerschaftsbeschwerden erläutert.

Neben Homöopathie und Schüßler Salzen werden Sie auch mit einigen Teerezepten, pflanzlichen Ölen und den so einfachen wie effektiven Wickeln vertraut gemacht. Außerdem erfahren Sie, was es im Zusammenhang mit Diabetes zu beachten gilt oder was Sie bei einer Blasenentzündung machen müssen.

Das Buch hört nicht mit der Schwangerschaft auf, sondern erklärt Ihnen auch, wie Sie sich zur Vorbereitung auf die Geburt helfen können und auf was Sie im Wochenbett und beim Stillen achten müssen.

Dabei wird deutlich gemacht, wann die Hebamme oder der Frauen-/Kinderarzt aktiv werden müssen.

Dieser Ratgeber wäre nicht ganzheitlich, wenn nicht auch auf das Wohl des Babys eingegangen würde. Wichtige Fragen der ersten Lebenswochen, wie etwa die Ernährung, die Körperpflege, der Schlafablauf und das umstrittene „Verwöhnen" werden besprochen. Viele Beschwerden, unter denen Ihr Baby in den ersten Lebensmonaten leiden kann, werden erklärt und die richtigen Heilmittel an die Hand gegeben.

Dieses Buch füllt eine Lücke in der Ratgeber-Reihe des KVC Verlags. Ihm ist eine große Verbreitung zu wünschen, da Schwangere und Mütter von der Flut widersprüchlicher Informationen im Internet verunsichert werden. Hier finden Sie wirklich bewährten Rat!

Prof. Dr. Ingrid Gerhard

Inhalt

Zum Einstieg 1
Selbsthilfe in der Schwangerschaft 1
Hebammenhilfe in der Schwangerschaft 3
Die Grenzen der Selbsthilfe –
„Integrativer Ansatz" auch bei den „Profis" 5
Unsere Tipps für Sie 6
Allgemeinmaßnahmen 6
Ernährung 7
Vorschlag für eine gesunde Einkaufsliste 9
Diabetes und Schwangerschaftsdiabetes 10
Bewegung 11
Entspannung 11
Pflanzenheilkunde 14
Wasser, Wärme, Licht 16
Homöopathie 16
Aromatherapie 16
Hausmittel 17

I. Schwangerschaftsbeschwerden von A bis Z 19
Blutdruck, zu niedrig 19
Blutdruck, zu hoch 20
Darmträgheit 21
Einschlaf- und Durchschlafstörungen 23
Eisenmangel 24
Haarausfall 25
Harnwegsentzündung 27

Harninkontinenz 29
Hämorrhoiden 29
Krampfadern 31
Kreuzschmerzen und Ischiasbeschwerden 33
Müdigkeit und Erschöpfung 36
Schwangerschaftsstreifen 37
Sodbrennen 38
Übelkeit und Erbrechen 39
Wadenkrämpfe 43
Zahnpflege 45

II. Geburtsvorbereitung, Geburg, Stillen und Wochenbett 47
Hebammenhilfe 47
Geburtsvorbereitung 49
  Dammvorbereitung äußerlich 49
  Stärkung der Gebärmutter 50
Vorbereitung auf das Stillen 50
Kurz vor der Geburt 51
Während der Geburt 51
Nach einem Kaiserschnitt 52
Stillen 53
  Erstes Anlegen 55
  Stillen nach Bedarf 55
  Stillpositionen 55
  Vermeidung wunder Brustwarzen 56
Wunde Brustwarzen und Brustentzündung 58
  Wunde Brustwarzen, Risse, Schrunden 58
  Vorbeugung von Brustentzündung 59
  Schmerzende Brust 60
Milchbildung 61

Förderung der Milchbildung 61
Zu viel Milch 64
Schmerzende Brüste bei Milcheinschuss 65
Behandlung einer Dammnaht 65
Babyblues 66

III. Rund um das Wohl Ihres Babys 69
Die ersten Lebensminuten 69
Das Abtrennen der Nabelschnur 69
Der erste Atemzug 69
Der Apgarwert 71
Das erste Saugen 72
Die Käseschmiere 72
Besonders wichtig: Körperwärme! 72
Reif für die Fahrt nach Hause? 73
Ausstattung 75
Babybekleidung 75
Kinderzimmer 76
Bett 76
Wickelplatz und Pflegeartikel 77
Kindersitz 78
Tragetuch und Tragehilfen 78
Platz zum Schauen 79
Körperliche Besonderheiten 79
Gewicht 79
Ausscheidungen 80
Nahrungsaufnahme 81
Anbieten von Tee 81
Zufüttern 83
Achtung Honig! 84

Das Bäuerchen 85
Körperpflege 86
Baden 86
Die tägliche Reinigung 86
Nagelpflege 87
Ohrpflege 87
Nabelpflege 87
Hautfalten aller Art 87
Babymassage 88
Öle für die Pflege 88
Verwöhnen 90
Rund um den Schlaf 91
Der normale Schlafablauf 91
Was tun, wenn das Baby nicht wieder einschlafen kann? 93
Profi-Prophylaxe 94
Augenprophylaxe 94
Ultraschalluntersuchung der Hüfte 94
Neugeborenen-Screening 95
Neugeborenen-Hörscreening 95
Kinderarzt 96
Die Wahl des Kinderarztes 96
Fragen an den Kinderarzt 97
Impfen 98
Kranke Kinder, Kinder mit Behinderungen 99
Beispiel Down-Syndrom 101
Die Angst vor dem Plötzlichen Säuglingstod 101

IV. Beschwerden Ihres Babys von Kopf bis Fuß 105
Die Neugeborenen-Gelbsucht 105
„Schmieraugen“ 108
Verstopfte Nase 109
Pickelchen und Storchenbiss 110
Neugeborenenakne 110
Milien 110
„Storchenbiss“ 110
Milchschorf 111
Blähungen 112
Wärme entspannt 112
Entspannungsbad 113
Massage 113
Bauchmassage mit Öl und Heilwolle 113
Bauchwehtee 115
Fliegergriff 116
Fußreflexzonenmassage 117
Ernährung der Mutter während der Stillzeit 118
Flaschenkinder 119
Ruhe bewahren 119
Weitere hilfreiche Mittel 119
Wunder Popo 120
Die besten Tipps zur Vorbeugung 120
Wenn der Popo doch wund geworden ist 121
Schreisprechstunde 123
Warum Babys schreien 123
Möglichkeiten, das Baby zu beruhigen 124
Wann muss ich mit meinem Baby ins Krankenhaus oder den Notarzt rufen? 125
Zum guten Schluss 127

Danksagung 128

Anhang 129
Hilfreiche Internetseiten 129
Lesenswerte Bücher 131
Weitere wichtige Quellen 131
Nährstofftabellen 132

Die Autoren 137

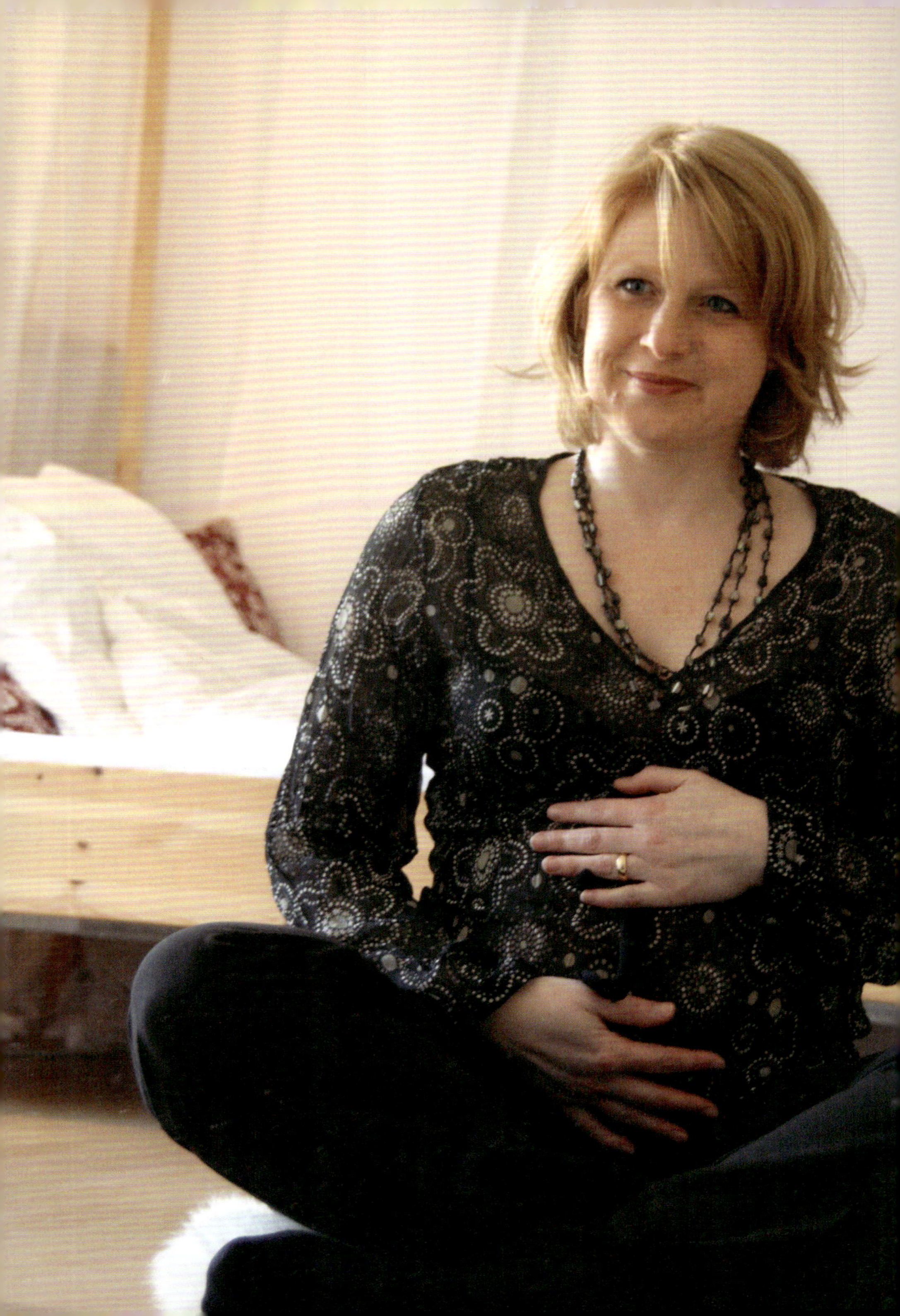

Selbsthilfe in der Schwangerschaft

Alle werdenden Mütter wünschen sich eine problemlose, beschwerdefreie Schwangerschaft – ausgefüllt mit Vorfreude auf das Kind und allerlei Vorbereitungen. Seien Sie, wenn doch einmal Beschwerden auftreten, nicht allzu besorgt – gerade wenn es Ihre erste Schwangerschaft ist.

Kleinere Beeinträchtigungen sind nicht selten, sie verschwinden aber in der Regel nach kurzer Zeit wieder. Ohnehin ist eine Schwangerschaft ja ein Zustand, in dem man immer wieder darüber staunt, was so alles mit einem geschieht. Ob das die plötzlich wachsenden Brüste sind, der Heißhunger auf Dinge, die einem zuvor überhaupt nicht schmeckten, ob es die Müdigkeit ist oder ein bislang nicht gekannter Putzfimmel. Plötzlich meldet sich in einem ein kleiner, neuer Mensch, boxt und tritt, wie es ihm passt. Alles ist neu, vieles ist ungewohnt. Seien Sie beruhigt und sehen Sie die Schwangerschaft als Training – ist Ihr Kind erst einmal da, müssen Sie ohnehin lernen, sich ständig auf neue Situationen einzustellen!

Es gibt einige typische Schwangerschaftsbeschwerden. Die gute Nachricht: Sie können – in einem angemessenen Rahmen und in Absprache mit dem behandelnden Arzt oder der Hebamme – selbst aktiv werden und etwas dagegen tun. Sie können auch selber dazu beitragen, dass es erst gar nicht zu Beschwerden kommt, oder dass sie nicht so ausgeprägt sind. Genau darum geht es in diesem Ratgeber – um die Möglichkeiten der naturheilkundlichen Selbsthilfe. Oft handelt es sich dabei um ganz einfache Maßnahmen!

Sie werden bei den einzelnen Themen oder Beschwerden Vorschläge zu folgenden Selbsthilfemaßnahmen finden:

- Allgemeinmaßnahmen
- Ernährung
- Bewegung
- Entspannung
- Pflanzenheilkunde
- Wasser, Wärme, Licht
- Homöopathie
- Aromatherapie
- Hausmittel

Es gibt nicht bei allen Beschwerden aus jedem dieser Bereiche Anwendungstipps. Wir haben das zusammengetragen, was uns am wirkungsvollsten erscheint und gleichzeitig handhabbar und unbedenklich ist.

Die Erfahrung zeigt: Jede Frau ist anders. Und so fühlt sich auch jede Frau von anderen Maßnahmen angesprochen. Suchen Sie sich daher aus der Vielzahl der Vorschläge ein Mittel oder einen Weg aus, die Ihnen am ehesten entsprechen. Machen Sie keine Radikalkuren, zwingen Sie sich nicht zu Maßnahmen, die Ihnen eigentlich widerstreben. Achten Sie auf die Signale Ihres Körpers. Es soll Ihnen gut gehen. Bedenken Sie, dass die Schwangerschaft eine besonders sensible Phase ist, in der eine Frau empfindlicher sein kann als in anderen Zeiten oder auch stärker reagiert, andere Bedürfnisse hat als vor der Schwangerschaft. Deshalb ist gerade in dieser Zeit besondere Aufmerksamkeit erforderlich.

Wir möchten Sie ausdrücklich bitten, die in diesem Ratgeber vorgeschlagenen und von Ihnen gewählten Maßnahmen immer mit Ihrer behandelnden Frauenärztin/Ihrem behandelnden Frauenarzt oder Ihrer Hebamme zu besprechen, damit die „Fachleute vor Ort", die Sie und Ihr Kind persönlich kennen, beurteilen können, ob eine Anwendung in Ihrem speziellen Fall sinnvoll ist oder ob eventuell etwas dagegen spricht.

Hebammenhilfe in der Schwangerschaft

Schon in der Schwangerschaft kann die Hebamme viele Aufgaben übernehmen, z.B. auch – was viele Frauen nicht wissen –, die Vorsorgeuntersuchungen. Die Hebamme kann mit Ihnen über mögliche Geburtsmethoden (Klinik, Hausgeburt, Geburtshaus, Geburtspositionen, Wassergeburt etc.) sprechen und Ihnen so bei anfallenden Entscheidungen helfen.

Die Hebamme informiert Sie über zusätzliche Angebote, die ggf. auch von den Krankenkassen übernommen werden. Es ist in jedem Fall sinnvoll, sich dafür an die eigene Krankenkasse zu wenden. Manche Kassen übernehmen Raucherentwöhnung, Gruppenkurse in Yoga, Tai Chi, Qi Gong, Wassergymnastik, Autogenes Training, Progressive Muskelentspannung nach Jacobson und bieten eine Beratungshotline rund um die Uhr für Schwangere und frischgebackene Eltern an.

Die Hebammenadressen gibt es beim Gesundheitsamt, beim Gynäkologen, in dem Krankenhaus, in dem Sie entbinden wollen, aber auch über das Internet (s. auch Adressen im Anhang).

Damit Hebammen Ihnen auch im Vorfeld mit Rat und Tat zur Seite stehen können (das gehört zu den Hebammenleistungen), ist es sinnvoll, sich nicht erst kurz vor der Geburt um eine Hebamme zu kümmern.

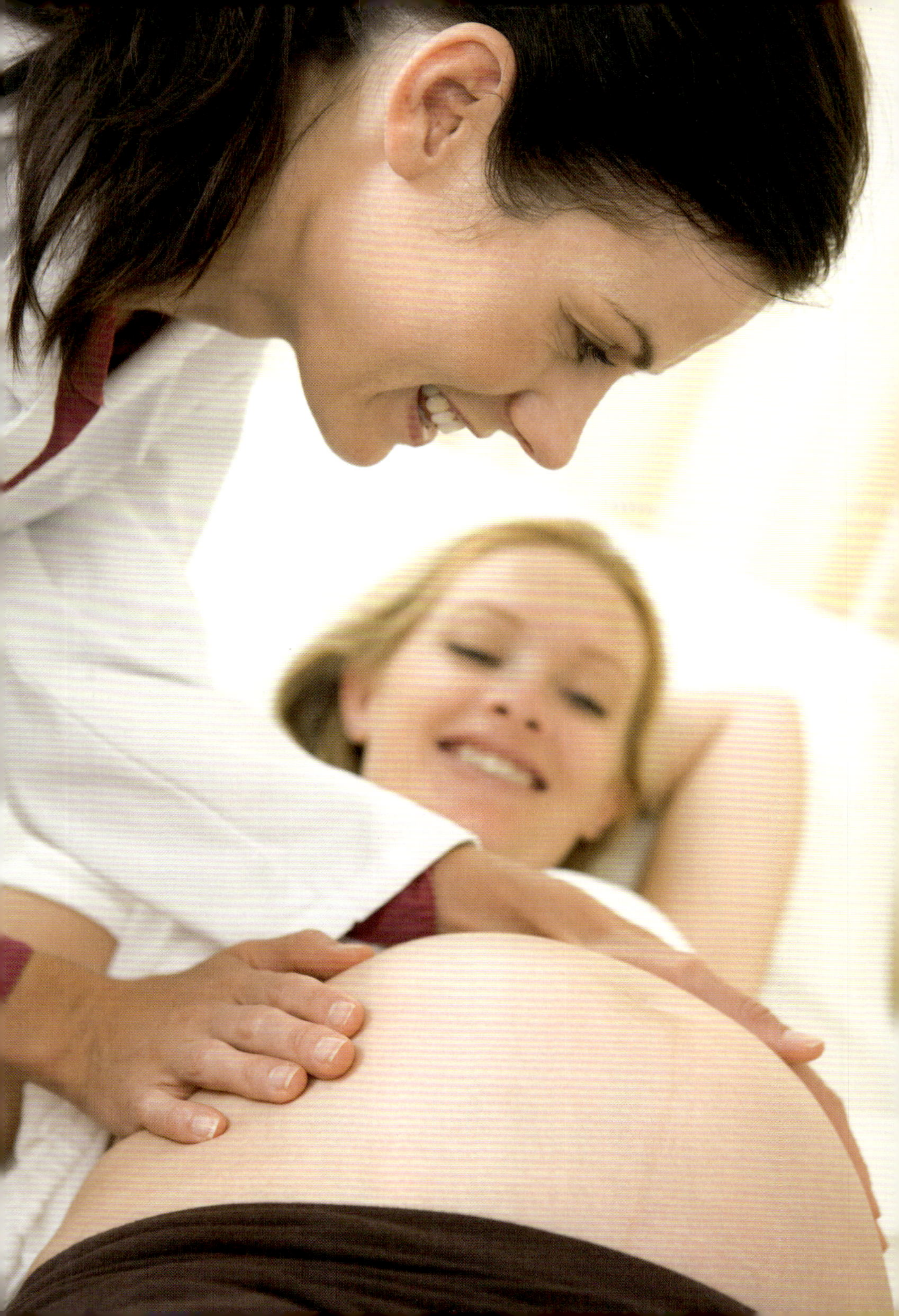

Die Grenzen der Selbsthilfe – „Integrativer Ansatz“ auch bei den „Profis“

Die Grenzen der Selbsthilfe sind gerade in der Schwangerschaft und bei sehr kleinen Kindern deutlich enger gesteckt als sonst. Das heißt: Es gibt viele wirksame naturheilkundliche oder komplementärmedizinische Verfahren für Beschwerden in der Schwangerschaft und beim Säugling – sie sollten aber nicht in Eigenregie angewendet werden! Die wichtigsten Ansprechpartner sind Hebamme und Frauenarzt oder Frauenärztin oder später Kinderarzt oder Kinderärztin. Wir empfehlen Ihnen, bei der Wahl der Ärzte darauf zu achten, dass sie der Homöopathie und Naturheilkunde offen gegenüber stehen und selbst über Kenntnisse in diesen Bereichen verfügen oder aber mit entsprechenden Kollegen zusammenarbeiten. Denn die Kombination von Homöopathie und Naturheilkunde mit der Schulmedizin hat sich gerade in der Schwangerschaft und bei Kindern bewährt, nach dem Motto „So viel Naturheilkunde wie möglich, so viel Schulmedizin wie nötig!“ Man spricht hier gerne auch von einem integrativen Ansatz, einem integrativen Konzept oder einer integrativen Medizin.

Für manche Verfahren gilt die Bitte, sich an erfahrene Hebammen oder Ärzte zu wenden, ganz besonders. So sind Pflanzenheilkunde, Homöopathie und Aromatherapie erfolgreiche Verfahren in der Schwangerschaft, die Verordnung sollte jedoch durch Hebammen oder Therapeuten erfolgen.

Heilpflanzen, auch scheinbar harmlose Pflanzen, können in der Schwangerschaft Nebenwirkungen haben und z. B. Wehen auslösen. Zur Verdeutlichung: Ein Yogitee oder auch ein Ingwertee wirken stark erwärmend auf den Unterleib, im schlimmsten Fall können sie Wehen begünstigen. Stellt der Ingwertee im ersten Schwangerschaftsdrittel durchaus ein probates Mittel gegen Schwangerschaftsübelkeit dar, so sollte er in der letzten Zeit der Schwangerschaft nicht mehr getrunken werden (siehe auch Stichwort „Übelkeit“).

Die Homöopathie ist – abgesehen von einigen Empfehlungen, die auch aus ärztlicher Sicht für die Selbsthilfe in der Schwangerschaft gegeben werden können und von denen Sie die eine oder andere in diesem Ratgeber finden – eine Therapiemethode, bei der es in erster Linie auf die richtige Wahl des Mittels ankommt. Mit anderen Worten: Ein individuell gewähltes Mittel, das auf die Beschwerden im Einzelfall zugeschnitten ist, hat eine deutlich stärkere Wirkung. Auch bei starken Beschwerden in der Schwangerschaft zeigen individuell gewählte Homöopathika eine sehr gute Wirkung, die Mittelwahl erfordert jedoch Vorerfahrungen.

Bei den in der Aromatherapie verwendeten ätherischen Ölen schließlich handelt es sich um hochdosierte Pflanzenwirkstoffe, die falsch gewählt oder auch falsch dosiert Nebenwirkungen bis hin zu Vergiftungserscheinungen haben können.

Unsere Tipps für Sie

Allgemeinmaßnahmen

Unter den Allgemeinmaßnahmen finden Sie in diesem Ratgeber Vorschläge, die Sie besonders einfach umsetzen können. Auch Beschwerden in der Schwangerschaft können durch kleine Verhaltensänderungen gelindert werden. Um einer Übelkeit vorzubeugen, kann man beispielsweise, schon morgens im Bett eine Kleinigkeit frühstücken. Um Schlafstörungen zu vermeiden, sollte man nicht mehr bis kurz vor dem Schlafengehen fernsehen, sondern stattdessen vielleicht einen kleinen Spaziergang machen und das Schlafzimmer noch einmal gut lüften. Vorschläge zu Allgemeinmaßnahmen finden Sie immer am Anfang der einzelnen Kapitel.

Ernährung

Die Ernährung ist in der Schwangerschaft von großer Bedeutung. Bei einem insgesamt nur um etwa 10 % erhöhten Bedarf an Energie, braucht die Frau jetzt deutlich mehr Vitamine und Mineralstoffe. Aufgrund des erhöhten Bedarfs kann leicht ein Mangel an Vitaminen und Mineralstoffen auftreten und zu Beschwerden führen. Eine gesunde und ausgewogene Ernährung ist grundsätzlich zu empfehlen, sie wird auch Ihrem Partner gut tun! Und für die Zukunft gilt: Am besten ist es, wenn man bereits vor der Schwangerschaft auf eine abwechslungsreiche und gesunde Kost achtet, um mit „vollen Nährstoffreserven" in die Schwangerschaft zu starten.

Wir wissen, dass viele Frauen gerade am Anfang der Schwangerschaft Ess-Gelüste haben – auf ganz ungewöhnliche Dinge –, und dass diese Gelüste oft wenig mit einer gesunden Ernährung zu tun haben. Sie sagen aber etwas über die ablaufenden Schwangerschafts-(Stoffwechsel-)Prozesse aus und sollten insofern mit einem naturheilkundlichen Therapeuten besprochen werden.

In der Regel empfehlen wir eine vegetarische Vollwerternährung. Wenn Sie in der Schwangerschaft Appetit auf Fleisch haben, dann bevorzugen Sie Hühnchen (wenn möglich, nur „bio").

Im Anhang finden Sie Nährstofftabellen, denen Sie die jeweiligen pflanzlichen und tierischen Lebensmittel entnehmen können, die reich an Vitaminen und Spurenelementen sind.

Schwangeren wird die erhöhte Zufuhr von Omega-3-Fettsäuren, in der Regel in Form von Fischöl, empfohlen. Leider sind Seefische heute sehr schwermetallbelastet, so dass sie für Schwangere weniger geeignet sind. Wir empfehlen daher die Aufnahme von Omega-3-Fettsäuren über Pflanzen und Pflanzenöle: Leinsamen und Leinöl, Chia-Samen, Walnussöl, Rapsöl und andere hochwertige Pflanzenöle.

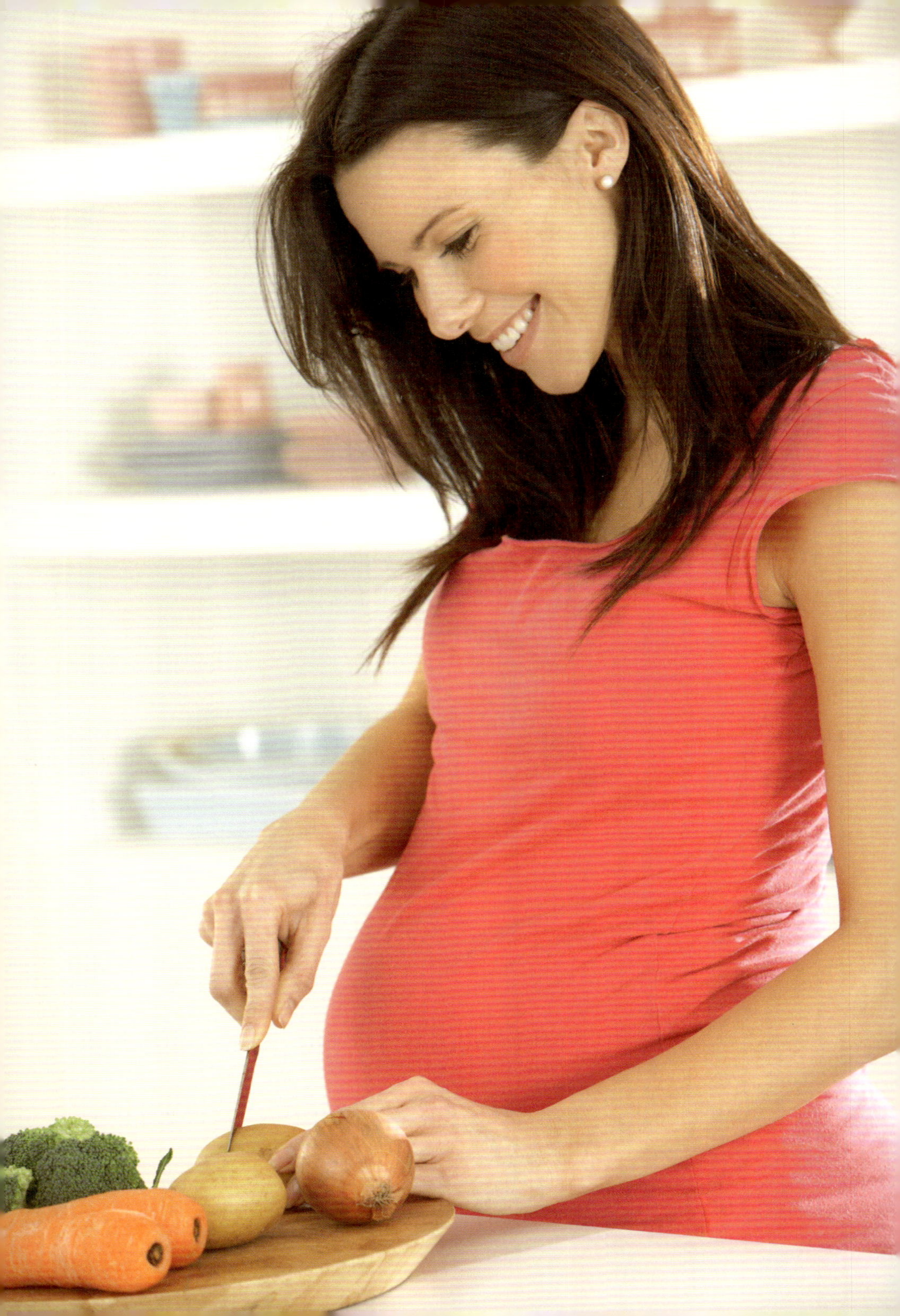

Auf den Seiten des Netzwerkes Frauengesundheit finden Sie wichtige Informationen zur Ernährung während der Schwangerschaft. Hier finden Sie auch wertvolle Hinweise zu Nahrungsergänzungsmitteln: www.netzwerk-frauengesundheit.com/richtige-ernaehrung-und-vitalstoffe-fuer-ein-gesundes-baby.

Vorschlag für eine gesunde Einkaufsliste

Zum Frühstück:
Vollkornbrot
Haferflocken
Getreide für Frühstücksbreie
Obst, Orangensaft (kein Nektar), Sanddornsaft
Joghurt und Sauermilchprodukte
Nuss- und Mandelmus
Honig
Sonnenblumenkerne
Leinsamen oder Leinöl

Zwischenmahlzeiten:
Obst
Joghurt und Sauermilchprodukte
Obst und Gemüse (z. B. Spinat, Kohlsorten)
Vollkornbrot
pflanzliche Aufstriche, Käse
Gemüsesäfte
Trockenaprikosen

Hauptgerichte:
Vollkornnudeln
Vollreis und Getreide

Kartoffeln
Gemüse und Salat
Eier

Bei Gelüsten auf Salziges:
Brühen, auch salzige Suppen wie eine Misosuppe

Bei Gelüsten auf Süßes:
Bitterschokolade

Bei Gelüsten auf Saures:
Saure Gurken
eingelegte Rote Bete
eingelegte Zwiebeln
Apfelessig in Wasser, evtl. mit etwas Honig
Sauerkraut (sehr gesund!)

Zur Nahrungsergänzung:
Hefetabletten

Diabetes und Schwangerschaftsdiabetes

Zuckerkranke Frauen haben ein erhöhtes Risiko, ein übergewichtiges Kind zu bekommen, das auch als Erwachsener noch an Übergewicht und den damit verbundenen Problemen leidet. Es ist daher sehr wichtig, dass Frauen mit Diabetes in der Schwangerschaft einen gut eingestellten Insulinspiegel haben.

Es kann in der Schwangerschaft auch vorübergehend eine Zuckerkrankheit entstehen, ein so genannter Gestationsdiabetes. Häufig wird es nicht einmal bemerkt. Für das ungeborene Kind entstehen dann die gleichen Probleme wie bei einer zuckerkranken Mutter: Das ungeborene Baby nimmt durch den hohen Blutzuckerspiegel viel zu viel Zucker auf und produziert große Mengen an Insulin, um den Zucker wieder abzubauen. Dadurch werden wichtige Entwicklungen gestört, und Sättigungssignale werden nicht mehr erkannt.

Wir raten daher übergewichtigen Frauen, vor der Schwangerschaft ein Normalgewicht anzustreben. Dies gelingt am besten mit einer Ernährungsumstellung auf vorwiegend pflanzliche Kost und den kompletten Verzicht auf Süßigkeiten und Limonaden. Weitere Informationen zum Thema können Sie hier nachlesen: www.netzwerk-frauengesundheit.com/baby-im-bauch-vorgeburtliche-pragung.

Bewegung

Bewegung ist eine der wichtigen Säulen der Gesundheit – und wird Ihnen auch in der Schwangerschaft gut tun. Sicher, man muss sich aufraffen. Wenn Sie das aber erst einmal geschafft haben, dann werden Sie hinterher merken, wie viel wohler Sie sich fühlen.

Unsere Empfehlung ist: Schließen Sie sich am besten einer Gruppe an, dann ist es einfacher, den inneren Schweinehund zu überwinden. Ein weiterer Pluspunkt: Wenn Sie z. B. Gymnastik, Schwimmen oder Yoga mit anderen Schwangeren praktizieren, lernen Sie Frauen kennen, die in einer ähnlichen Situation sind. Vielleicht finden Sie die eine oder andere unter ihnen sympathisch, so dass Sie sich auch später einmal mit den Kindern verabreden können. Genau das ist nämlich, gerade wenn man vorher noch keine Erfahrungen mit Babys hatte, Gold wert.

Entspannung

Gerade während der Schwangerschaft wollen Frauen, um ihr Kind nicht zu belasten und sofern sie nicht dringend notwendig sind, auf Medikamente verzichten.

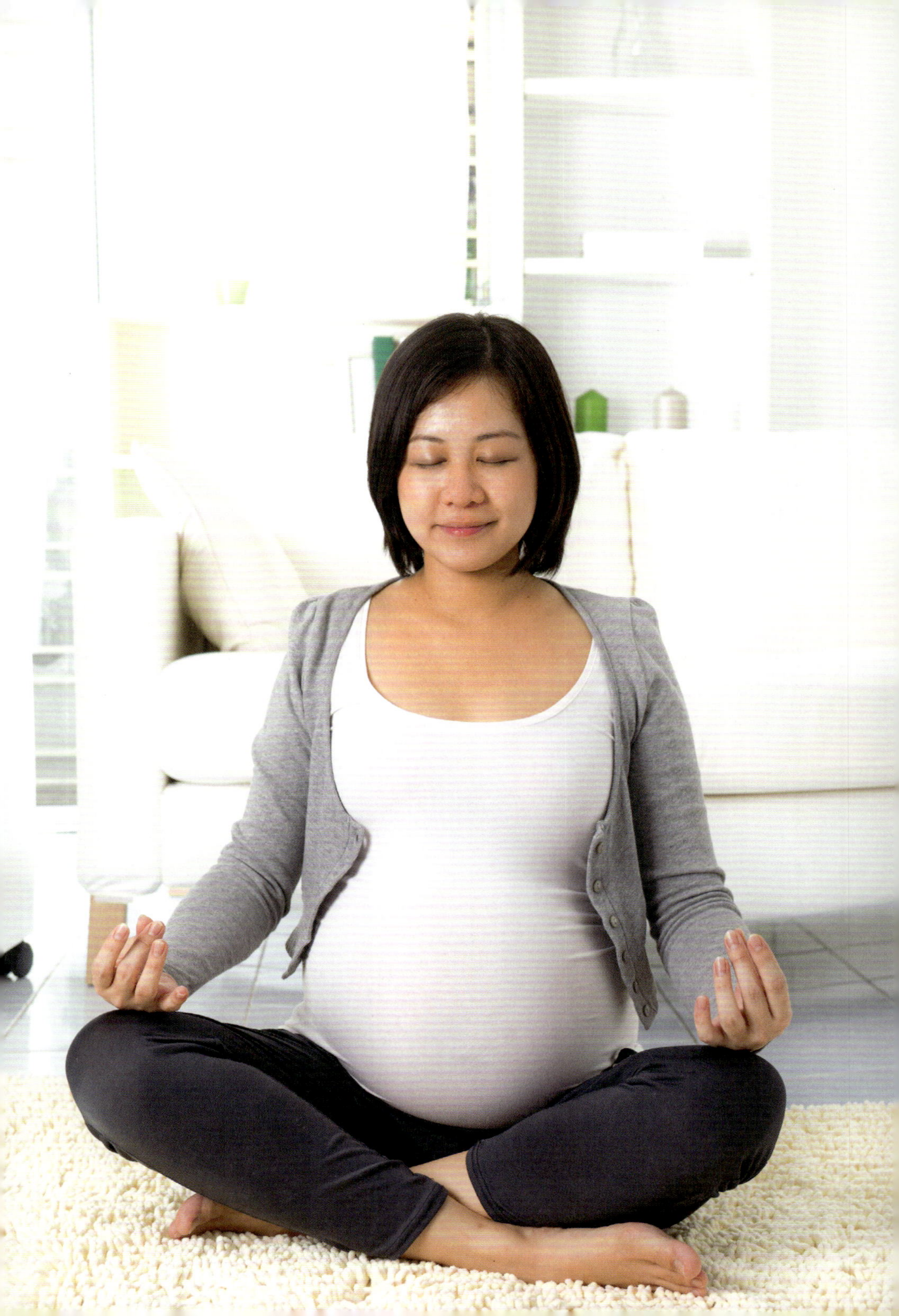

Es besteht der starke Wunsch, die Schwangerschaft und die Geburt so natürlich wie möglich zu halten. Die verschiedenen Entspannungsverfahren können, zum Beispiel bei einer blutdrucksenkenden Therapie, unterstützend eingesetzt werden, ja sogar zu einer Reduzierung der Medikamente führen. Letztlich helfen sie Ihnen, die vielen Anforderungen von Beruf und Umfeld gelassener zu bewältigen.

Das Erlernen einer Entspannungsmethode ermöglicht es Ihnen, mit sich und Ihrem Kind in Kontakt zu treten. Es kann Ihr Körpergefühl und Ihre Wahrnehmung nachhaltig und positiv verändern. Darüber hinaus stärken Entspannungsmethoden Ihre Achtsamkeit und Selbstfürsorge – es fällt Ihnen dann vielleicht leichter, Ihre Bedürfnisse und Wünsche wahrzunehmen und nach diesen zu handeln.

Studien zeigen außerdem, dass Entspannungsverfahren zwar nicht die Intensität des Wehenschmerzes beeinflussen können, aber die Frauen in der Schwangerschaft und während des Gebärens den Schmerz besser handhaben lassen. Ausschlaggebend ist auch, dass sich Schwangere und Entbundene, die Entspannungsverfahren praktizieren, wohler fühlen und sich gut in ihre Mutterrolle einfinden können.

Zu folgenden Verfahren gibt es Untersuchungen in Bezug auf Schwangere: Yoga, Meditation, Autogenes Training, Progressive Muskelentspannung und angeleitete Traumreisen. Probieren Sie die Methode(n) aus, die Ihnen zusagen.

Bei Schwangerschaften, die mit Komplikationen verbunden sind, eignen sich eventuell nicht alle Praktiken. Halten Sie bitte Rücksprache mit Ihrem Frauenarzt, Ihrer Hebamme oder dem jeweiligen Kursleiter. Für den Einstieg sind immer angeleitete Kurse zu empfehlen, die auch von manchen Krankenkassen finanziell unterstützt oder übernommen werden.

Probieren Sie doch einmal aus, ob Ihnen eine „Mini"-Entspannung gefällt und gut tut. Hierfür richten Sie Ihre Aufmerksamkeit auf Ihren Atemrhythmus und zählen Ihre Atemzüge rückwärts von zehn nach null: Einatmen – 10, Ausatmen, Atempause, Einatmen – 9, Ausatmen, Atempause, Einatmen – 8, Ausatmen, Atempause, usw. Lassen Sie dabei Ihren Atemrhythmus einfach so fließen, wie er kommt. Wie fühlen Sie sich, wenn Sie bei 0 angekommen sind? Seien Sie nicht enttäuscht, wenn Sie darauf keine sofortige Veränderung spüren. Das ist normal. Wiederholen Sie die kleine Übung, so oft Sie wollen, die positive Wirkung wird sich später dann einstellen. (Diese Methode können Sie auch während der Geburt anwenden, um die Wehen besser zu veratmen.)

Insbesondere Frauen, die sich viele Gedanken machen und zum Grübeln neigen, können von Entspannungstechniken profitieren. Denn Stress, Ängste und Sorgen haben einen Einfluss auf unsere Selbstwahrnehmung und schränken uns im Umgang mit unserer Umwelt ein. Es wurde auch entdeckt, dass dem Schmerz häufig eine ängstliche Unruhe vorangeht, die ihn sogar verstärken kann.

Die Anwesenheit einer vertrauten Person ist während der Wehen und der Geburt sehr förderlich und hilfreich. Überlegen Sie, wer Sie während der Geburt begleiten könnte, in welcher Gegenwart Sie sich wohlfühlen und wer den Anblick von Blut, Fruchtwasser etc. ertragen kann. Das muss nicht immer (nur) der Partner sein. Möglicherweise kann in dieser Situation auch die Anwesenheit einer Freundin, der Schwester oder der Mutter für ein sicheres Gefühl und Wohlbehagen sorgen.

Pflanzenheilkunde

Zu den Maßnahmen der Pflanzenheilkunde (Phytotherapie) gehören z.B. Tees, Säfte, Tinkturen, Salben, Packungen, Badezusätze, Kompressen. In diesem Ratgeber finden Sie Hinweise aus der Erfahrung und der Literatur, die sich auch in der Selbsthilfe einsetzen lassen.

Bitte besprechen Sie alle pflanzenheilkundlichen Anwendungen, auch die Einnahme von Tees, mit Ihrer Hebamme bzw. Ihrem Frauenarzt oder Hausarzt.

In der Schwangerschaft verbotene Heilpflanzen

Es gibt eine Reihe von Pflanzen, die während der Schwangerschaft nicht oder nur in Rücksprache mit dem Frauenarzt eingenommen werden dürfen (vgl. auch Schilcher, Kammerer 2010: 770 f).

- Aloe vera-Extrakt
- Bärentraubenblätter
- Chinarinde
- Faulbaumrinde
- Huflattichblätter
- Kava Kava-Wurzelstock
- Keuschlammfrüchte
- Koloquintenextrakt
- Petersilienkraut und -wurzel
- Rauwolfiawurzel
- Rhabarberwurzel
- Rohpapain
- Sennesblätter
- Sonnenhutkraut
- Süßholzwurzel in hoher Dosierung
- Wacholderbeeren bzw. ätherisches Wacholderbeeröl

Unter den genannten Pflanzen befinden sich z. B. nierenreizende (Bärentraubenblätter) und vor allem stark abführende (Aloe, Sennes,

Rhabarber). Die Empfehlung, auf Petersilie zu verzichten, hat ihren Grund in einer möglicherweise gesteigerten Uteruskontraktion (mögliche Auslösung von Wehen), diese ist aber dosisabhängig – wenn Sie also ab und zu etwas Petersilie in Ihren Salat geben, wird dies keine Probleme verursachen.

Ingwer sollte nur in der frühen Schwangerschaft in geringer Dosierung gegen Übelkeit und Erbrechen eingesetzt werden, am besten unter Kontrolle eines naturheilkundlichen Therapeuten.

Wasser, Wärme, Licht

Zur Naturheilkunde gehören in der Selbsthilfe auch Wasseranwendungen, Massagen, Wärme und Lichttherapie. Sie sind oft sehr hilfreich, und in vielen Fällen hat man die erforderlichen Utensilien auch zu Hause.

Homöopathie

Die Homöopathie ist gerade bei Schwangerschaftsbeschwerden, zur Behandlung von möglichen Komplikationen wie auch zur Begleitung von Geburt und Wochenbett sehr erfolgreich. In unserem Buch haben wir nur wenige homöopathische Präparate (mit Anwendungshinweisen) aufgeführt, da es immer besser ist, wenn homöopathische Arzneimittel individuell gewählt werden. Entsprechend möchten wir Ihnen empfehlen, sich eine Hebamme oder einen Arzt/eine Ärztin zu suchen, die über homöopathische Kenntnisse verfügen. Dies gilt später dann auch für den Kinderarzt!

Aromatherapie

Die Aromatherapie ist ein wunderbares Verfahren in der Schwangerschaft sowie bei kleinen, aber auch älteren Kindern. Insbesondere die Hebamme Ingeborg Stadelmann hat den Einsatz von ätherischen Ölen in Schwangerschaft, Geburtshilfe und Wochenbett populär gemacht, ihre Produkte gibt es in vielen Apotheken, auch andere Anbieter haben Produkte mit ätherischen Ölen im Sortiment (Bezugsquellen s. Anhang).

In der Schwangerschaft sollten folgende ätherischen Öle nicht verwendet werden: Angelikawurzel, Anis, Basilikum, Bay, Bohnenkraut, Cistrose, Estragon, Fenchel, Kampfer, Majoran, Melisse, Minze, Muskat, Muskatellersalbei, Myrrhe, Gewürznelke, Origanum, Petersilie, Rosmarin, Schopflavendel, Spearmint, Thymian, Verbena, Wacholder, Ysop, Zimt und Zedernholz.

Hausmittel

Volksheilmittel oder Hausmittel schließlich sind Anwendungen, die oft mündlich überliefert sind und sich traditionell bewährt haben. Allerdings gibt es dazu nur sehr wenige Studien.

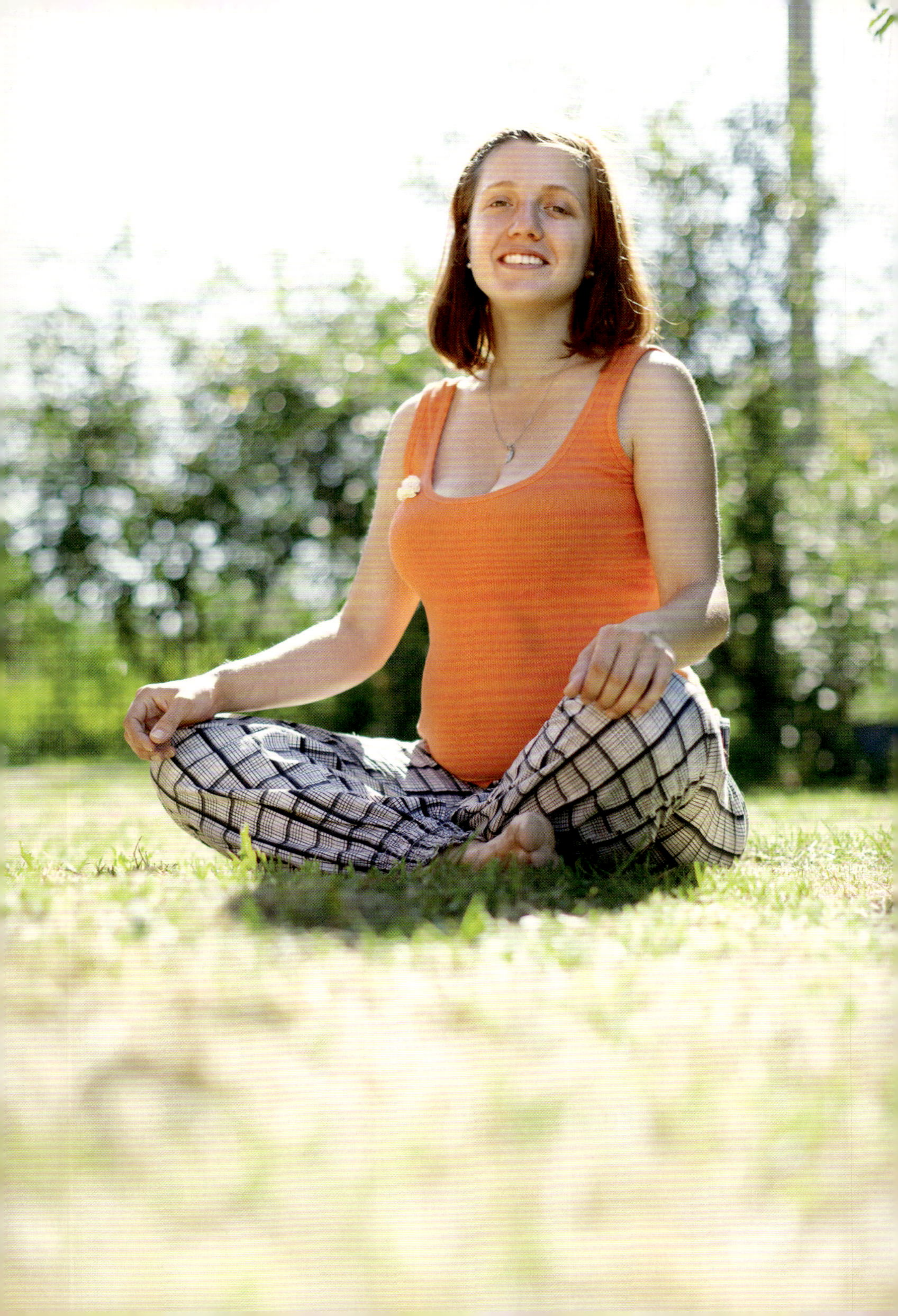

I. Schwangerschaftsbeschwerden von A bis Z

Blutdruck, zu niedrig

Ein niedriger Blutdruck wird z.B. dadurch verursacht, dass zu wenig Flüssigkeit in den Blutgefäßen zirkuliert und das Blut entsprechend mit zu niedrigem Druck durch die Blutgefäße gepumpt wird. Eine einfache Gegenmaßnahme ist es, viel zu trinken, um die Volumenmenge des Blutes zu erhöhen.

Da die Sauerstoffversorgung bei niedrigem Blutdruck immer etwas eingeschränkt ist, ist es besonders wichtig, tief ein- und auszuatmen und abends vor dem Schlafengehen gut zu lüften oder das Fenster über Nacht offen zu lassen.

Durchaus sinnvoll ist es auch, die Durchblutung anzukurbeln und die Blutgefäße durch abwechselnde Warm-Kalt-Reize zu „trainieren". Dazu gehören Wechselduschen, Wechselgüsse, Wechselwaschungen mit abwechselnd warmem (40 °C) und kühlem Wasser (20 °C), wobei die Kaltwasserphase immer nur einige Sekunden andauert. Der Wasserstrahl wird dabei immer von der Peripherie, d. h. von den Gliedmaßen „zum Herzen hin" geführt. Sparen Sie die Nieren aus. Eine ganz einfache Maßnahme für unterwegs ist es, die Unterarme unter kühles Wasser, also unter den Wasserstrahl am Waschbecken, zu halten, wenn der Kreislauf schlapp macht.

Die Durchblutung lässt sich mit morgendlichen Trockenmassagen ankurbeln, mit einer Bürste oder einem Massagehandschuhe. Bitte beachten: Auch Trockenmassagen werden wie Wasseranwendungen immer von den Gliedmaßen hin zum Herzen durchgeführt. Bitte solche Massagen sanft ausführen – das bekommt dann auch der Haut gut.

Bewegung ist das A und O für den Kreislauf. Gehen Sie, wenn möglich, jeden Tag nach draußen – Bewegung, Licht und Sauerstoff tun Ihnen und damit auch dem Baby gut. Machen Sie Gymnastik, gehen Sie tanzen – was immer Ihnen Spaß macht!

Was die Ernährung anbelangt, ist es bei niedrigem Blutdruck ratsam, viele kleine, ballaststoffreiche Mahlzeiten einzunehmen. Schwere Mahlzeiten können den Blutdruck ungünstig beeinflussen.

Folgende Kräutertees bieten sich als Getränke auch in der Schwangerschaft an: Vor allem im Sommer wirkt Pfefferminztee erfrischend und kühlend (nicht bei homöopathischer Therapie), aber auch Fenchel-, Melissen-, Lemongras- und griechischer Bergtee schmecken gut. Anregend wirken Grüner und Weißer Tee („koffeinhaltig", nur in Maßen trinken). Rooibos ist eine koffeinfreie Alternative zu Kaffee oder Schwarzem Tee.

Der besondere Tipp:

Ein schmackhafter Tee gegen niedrigen Blutdruck und Müdigkeit ist die Mischung von Rosmarinblättern, Pfefferminzblättern und Zitronengras zu gleichen Teilen.

1 TL pro Tasse, 5 Minuten zugedeckt ziehen lassen, 1–2 Tassen vormittags trinken (modifiziert nach „Moin moin-Tee" von Dr. Dorothee Struck (Gerhard, Feige (Hrsg.) 2005: 449).

Blutdruck, zu hoch

Erhöhter Blutdruck in der Schwangerschaft ist nichts für die Selbstbehandlung. Im Gegenteil: Gehen Sie unbedingt zum Arzt. Es besteht die Gefahr, dass Sie an einer Gestose, früher auch als „Schwangerschaftsvergiftung“ bezeichnet, leiden. Erhöhter Blutdruck ist eines von mehreren Symptomen der Gestose, daneben treten Eiweißausscheidungen, Wassereinlagerungen, Leber- und Nierenfunktionsstörungen auf (vgl. www.gestose-frauen.de).

Darmträgheit

Der Verdauungstrakt hat es mit zunehmender Schwangerschaft immer schwerer. Dadurch, dass das Baby mehr und mehr wächst, hat der Darm weniger Platz im Bauchraum. Die Folge kann Darmträgheit sein. Gewichtszunahme und Bewegungsmangel können sie zusätzlich verstärken.

Seien Sie zurückhaltend mit abführenden Maßnahmen und vor allem mit Abführmitteln. Die Anregung der Darmtätigkeit kann im schlimmsten Fall Wehen auslösen.
Kontraindiziert sind in der Schwangerschaft stark wirksame Abführdrogen wie Aloe-Extrakt, Faulbaumrinde, Koloquintenextrakt, Rhabarberwurzel und Sennesblätter, da sie evtl. Uteruskontraktionen auslösen, die zu einer Fehlgeburt führen können.

Der erste und einfachste Rat: Trinken Sie viel! Nur mit viel Flüssigkeit wird der Stuhlgang geschmeidig. Bei mangelnder Flüssigkeitszufuhr wird der Stuhl hart, und es kommt zu Verstopfung. Trinken Sie z. B. Wasser, verdünnte Frucht- und Gemüsesäfte, Kräutertees, Kefir oder Joghurt mit Wasser verdünnt, Buttermilch etc. Gut können Sie auch sehr wasserreiche Gemüse- oder Obstsorten zu sich nehmen, z. B. Salatgurke oder Wassermelone.

Einen wichtigen Einfluss auf die Verdauung hat die Ernährung. Vermeiden Sie stopfende Nahrungsmittel wie z. B. Süßigkeiten, Schokolade, Feingebäck, Schwarzen Tee, Rotwein, Konservenkost, geräuchertes Fleisch, Wurst, in Fett Gebratenes, erhitzte Öle, homogenisierte Milchprodukte.

Achten Sie – auch um Darmträgheit allgemein vorzubeugen – auf eine ballaststoffreiche Vollwerternährung (Vollkornbrot, Kleie, Obst, Gemüse). Ballaststoffe werden unverdaut wieder ausgeschieden. Sie erhöhen das Darmvolumen und regen durch die Dehnung des Darmes die Muskulatur an, so dass der Darminhalt weiter transportiert werden kann.

Buchtipp:

S. Bosmann, A. Paul: Vegetarisch vollwertig kochen – Leichte und genussvolle Gerichte. 2. Auflage. Essen: KVC Verlag 2015.

Nahrungsmittel mit Milchsäure – Buttermilch, Joghurt, Molke oder Sauermilch, milchsauer Eingelegtes wie Sauerkraut, Rote Bete usw. – wirken ebenfalls abführend und bauen die Darmflora auf.

Grundsätzlich ratsam ist Bewegung, z. B. Schwimmen, Spazierengehen, Gymnastik. Denn auch dabei wird der Verdauungstrakt angeregt.

Der besondere Tipp:

Ähnlich wie Ballaststoffe wirken Quellstoffe: Sie vergrößern das Darmvolumen. Quellstoffe quellen in Wasser und vergrößern dadurch ihr Volumen. Am bekanntesten ist der Leinsamen, der zudem wichtige ungesättigte Fettsäuren enthält. Weniger bekannt, aber noch effektiver sind die kleinen Flohsamen, die es im Reformhaus, in Apotheken oder gut sortierten Drogeriemärkten auch schon portioniert gibt.

Wichtig ist: Trinken Sie viel Wasser nach – im Verhältnis 1:10! Dies ist unbedingt wichtig, sonst kann es zu Verstopfung kommen!

Einschlaf- und Durchschlafstörungen

Das Leid mit dem Einschlafen! Man ist müde und kann doch keine Ruhe finden. Oder man wacht auf und kann nicht wieder einschlafen. Die altbewährte Methode, Schäfchen zählen, dient vor allem der Ablenkung. Alternativ kann man versuchen, dem Problem auf den Grund zu gehen und herauszufinden, was einem den Schlaf raubt. In der Schwangerschaft kann dies alles Mögliche sein: Fragen, wie es wird mit dem neuen Erdenbürger, Sorgen, ob alles gut geht, wie sich die Beziehung mit dem Partner, das eigene Leben verändert, aber auch schlicht Rückenschmerzen oder Übelkeit.

Schlafstörungen sind unter Schwangeren häufig: Bis zu 60 % der Schwangeren leiden darunter.

Eine wichtige Allgemeinmaßnahme ist: Lüften Sie Ihr Schlafzimmer gut durch.

Die Naturheilkunde warnt vor allem vor kalten Füßen. Um dies zu verhindern, können Sie Wollsocken anziehen und eine Wärmflasche ins Bett legen. Wer häufig an kalten Füßen leidet, wird auch von einem warmen Fußbad (mit etwas Salz) profitieren, abends vor dem Schlafengehen, 10 Minuten reichen aus.

Die warme Milch mit Honig ist ein Einschlaftrunk, dessen Wirksamkeit mittlerweile sogar wissenschaftlich belegt ist. Der schlaffördernde Wirkstoff in der Milch heißt L-Tryptophan, eine Aminosäure, die außer in Milch auch in Mandeln enthalten ist. Sie dient als Baustein für das „Glückshormon“ Serotonin. Auch das schlaffördernde

Hormon Melatonin ist in der Milch enthalten. Der Honig wiederum liefert Zucker, der die Aufnahme von Tryptophan fördert.

Der besondere Tipp:
Wenn Sie keine Milch vertragen oder mögen, können Sie auch einen Joghurt mit einem Esslöffel Honig essen. Danach relativ zügig zu Bett gehen. Alternativ ein Glas Mandelmilch (Bioladen) mit Honig trinken.

Eisenmangel

Leicht kann es in der Schwangerschaft zu einem Eisenmangel kommen. Am besten, Sie beugen von Anfang an vor!

Hilfreich dabei ist, viel rotes und grünes Gemüse – möglichst roh! – zu essen. Die Farbstoffe fördern die Blutbildung. Eisen ist auch enthalten in Sojamehl, Vollkornprodukten, Hirse, Linsen, Weißen Bohnen, Haferflocken, unpoliertem Reis, Trockenobst (Feigen, Aprikosen), Nüssen, besonders Paranüssen, und Mandeln. Günstig ist die gleichzeitige Aufnahme von eisenhaltigen Nahrungsmitteln und Vitamin C, da Eisen durch Vitamin C deutlich besser resorbiert wird. Vitamin C-Lieferanten sind z. B. Zitrusfrüchte, Kiwis, Sanddorn, Acerolakirsche, Hagebutten, Paprikaschoten, Brunnenkresse, Äpfel).

Wenn Sie eisenhaltige Lebensmittel zu sich nehmen, sollten Sie Kaffee und Schwarzen Tee vermeiden, da diese die Eisenaufnahme hemmen.

In der Drogerie oder im Reformhaus erhalten Sie Floradix-Kräuterblut mit Eisen. Dieser mit Eisen angereicherte Kräuterauszug wird als Saft oder als Tabletten angeboten. Bitte sprechen Sie die Einnahme mit Ihrem behandelnden Arzt / Ihrer behandelnden Ärztin ab!

Ein Hausmittel aus Indien ist der „Eisentrunk“. Er besteht aus Zuckerrübenmelasse (erhalten Sie im Bioladen) und Zitronensaft. Sie lösen einen Löffel Zuckerrübenmelasse in etwas heißem Wasser auf, füllen mit kühlem Wasser auf, geben den Saft einer halben Zitrone dazu. Melasse ist relativ zuckerhaltig, daher bietet sich dieser Trunk ab und zu als Ergänzung zum normalen Speiseplan an.

Der besondere Tipp:
Im Handel – auch im Supermarkt – gibt es schmackhafte Teemischungen mit Brennnessel als Teebeutel. Mit etwas Zitrone und evtl. etwas Honig lässt sich damit der Eisenspiegel sanft anheben. Für den Alltag 1 Tasse täglich, als Kur mehrere Tassen am Tag über 4–6 Wochen trinken.

Haarausfall

Haarausfall ist während, aber auch nach einer Schwangerschaft in gewissem Umfang normal. Kein Grund zur Aufregung: Die Haare wachsen wieder nach!

Verwenden Sie keine zu harten Bürsten und vermeiden Sie möglichst austrocknende Verfahren wie häufiges Föhnen, Dauerwellen, Färben, Bleichen, achten Sie außerdem auf eine gute Pflege wie Haarkuren und -packungen.

Von innen her können Sie den Prozess der Haarbildung durch kalziumreiche Nahrung (Milch, Sauermilchprodukte, Hartkäse, Grünkohl und andere dunkelgrüne Gemüse, Wildkräuter, Mandeln und Sesam) und kieselsäurereiche Nahrung, v. a. in Form von Hirse, unterstützen. Auch Biotin oder Vitamin H fördert das Wachstum der Haare. Es ist in Trockenhefe, Sojabohnen, Eigelb, Haferflocken, Walnüssen, ungeschältem Reis und Champignons enthalten.

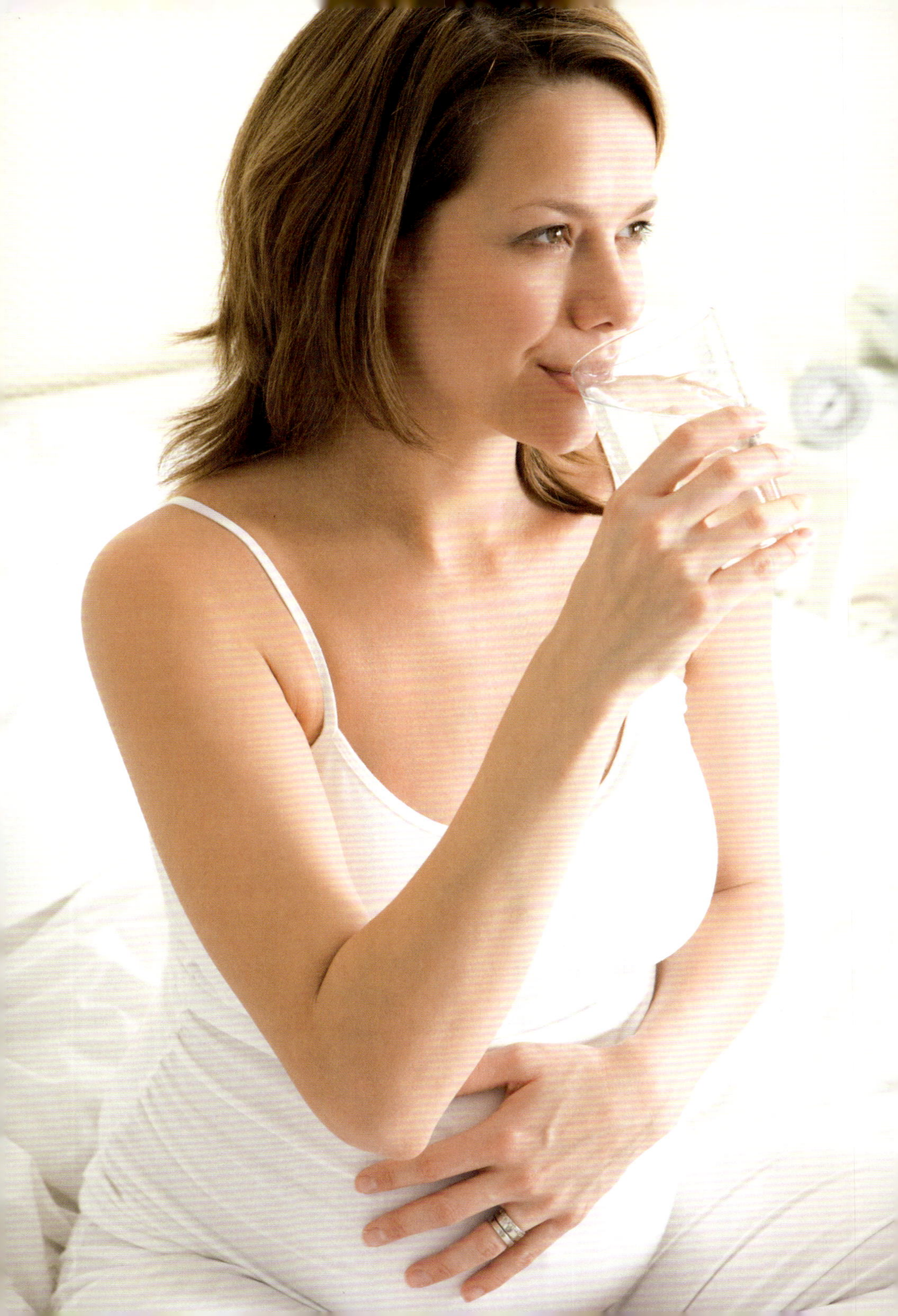

Unter den Heilpflanzen sind es Birkenblätter und Klettenwurzel, die das Haarwachstum unterstützen, im Handel als Klettenwurzelöl oder Haarwasser mit Birkenblättern erhältlich. Ebenfalls stärkend wirkt eine Olivenölpackung: Angewärmtes Olivenöl wird einige Stunden vor der Wäsche in die Spitzen einmassiert.

Harnwegsentzündung

Harnwegsbeschwerden sind lästig – und sollten in jedem Fall vermieden werden. Tragen Sie daher auf jeden Fall Baumwollunterhosen oder sogar – das ist das Beste – Unterwäsche aus reiner Seide. Ungünstig sind Unterhosen aus Synthetikmaterialien. Auch String-Tangas sollten Sie jetzt eher im Kleiderschrank liegen lassen. Zusätzlich sollten Sie bitte auf Folgendes achten:

- Verzichten Sie auf parfümierte Seifen, Intimwaschlotionen u. Ä.
- Achten Sie darauf, regelmäßig Wasser zu lassen. Entleeren Sie bei einer vorliegenden Blasenschwäche die Blase „routinemäßig" vor und nach den Mahlzeiten und vor dem Zubettgehen.
- Achten Sie auf eine sorgfältige Toilettenhygiene, damit keine Keime aus dem Darm in die Scheide gelangen (von vorne nach hinten wischen!).
- Gerne entwickeln sich Harnwegsinfekte durch Unterkühlung. Ein kalter Unterleib kann Bakterien durch die mangelnde Durchblutung der Scheidenregion nicht so gut bekämpfen wie ein warmer Unterleib. Achten Sie daher auf einen warmen Unterleib und warme Füße, z. B. mit einer warmen Wollunterhose im Winter und dicken Wollsocken oder warmen Fußbädern.

Bei den ersten Anzeichen einer Blasenentzündung bitte sofort zum Arzt!

Wenn Sie doch eine Blasenentzündung erwischt haben, achten Sie unterstützend zur ärztlichen Therapie auch jetzt auf einen warmen Unterleib und warme Füße. Halten Sie Bettruhe ein – und halten Sie die Blase warm, am besten mit einer Wärmflasche. Aus einer Blasenentzündung kann sich eine gefährliche Nierenbeckenentzündung entwickeln. Lassen Sie Ihrem Körper also Ruhe und Zeit, den Harnwegsinfekt zu bekämpfen.

Duschen Sie die äußeren Geschlechtsteile ohne Seife drei Minuten lang warm ab oder nehmen Sie einmal am Tag ein heißes Bad, wenn Sie mögen. Wenn Sie ein Vollbad nehmen möchten, duschen Sie auch vor dem Baden die Scheidenregion kurz ab, damit sich mögliche Keime nicht über das Badewasser verbreiten. Gehen Sie nicht schwimmen.

Die oberste Regel bei Harnwegsbeschwerden: Trinken! Die Blase und die Harnwege müssen tüchtig durchgespült werden, damit sich keine Infekte bilden. Also: mindestens 2 Liter täglich trinken.

Es gibt zahlreiche Blasen-Nieren-Tees, die die Durchspülung von Nieren, Harnwegen und Blase unterstützen. Bitte setzen Sie diese nicht in Eigenregie ein, sondern besprechen Sie die Anwendung mit dem Arzt oder der Hebamme. Es gibt wirkungsvolle Pflanzen, die jedoch während der Schwangerschaft aufgrund ihrer entwässernden und zum Teil reizenden (und damit ggf. wehenauslösenden) Wirkung nicht angezeigt sind.

Der besondere Tipp:

Ergänzend kann die Einnahme von Schüßler Salz Nr. 9 (Natrium phosphoricum), gegebenenfalls im Wechsel mit Nr. 3 (Ferrum phosphoricum) hilfreich sein. Mehrmals täglich eine Tablette einnehmen.
Bitte besprechen Sie jede Einnahme von Arzneimitteln mit dem Arzt.

Harninkontinenz

Bei einer Harninkontinenz (Blasenschwäche) – sie betrifft, wenn man selbst den unfreiwilligen Abgang von ein paar Tropfen Urin mit berücksichtigt, über 50 % aller Schwangeren – ist das Wichtigste das Beckenbodentraining, am besten in Kombination mit Übungen für Bauch- und Rückenmuskulatur. Auch wenn Sie viel beschäftigt sind, sollten Sie sich die Zeit für das Training der Beckenbodenmuskulatur, auch nach der Entbindung, nehmen. Mit jedem Kind nehmen die Beschwerden etwas zu, im Alter sowieso, so dass es ratsam ist, vor und nach einer Entbindung auch an sich zu denken und die Übungen durchzuführen.

Der besondere Tipp:
Empfehlenswert bei Harninkontinenz sind die Schüßler Salze Nr. 1 (Calcium fluoratum D12) und Nr. 5 (Kalium phosphoricum D6) im Wechsel. Mehrmals täglich eine Tablette einnehmen. Wenn Sie konstitutionell unter einer Bindegewebsschwäche leiden (das begünstigt die Inkontinenz durch das schwache Bindegewebe im Becken), nehmen Sie zusätzlich einmal täglich das Schüßler Salz Nr. 11 (Silicea D12) ein.

Hämorrhoiden

Hämorrhoiden kann man als „Krampfadern" des Darmausganges bezeichnen, das heißt, es sind Aussackungen der Venen, die durch eine Stauung beim Rückfluss und eine gewisse Bindegewebsschwäche bzw. Schwäche der Gefäßwände entstehen. In der Schwangerschaft können die Probleme durch die Gewichtszunahme, aber auch durch die vom Kind bedingte Stauung der Beckenvenen verstärkt werden oder überhaupt erst entstehen.

Achten Sie auf einen weichen Stuhl (d.h. vor allem viel trinken und Ballaststoffe essen), damit es keine Schmerzen beim Pressen gibt (siehe auch „Darmträgheit").

Vermeiden Sie eine hohe Salzzufuhr und scharfe Gewürze wie Pfeffer, Cayennepfeffer, Curry, Nelken und scharfe Soßen, bei Juckreiz im Afterbereich auch Süßigkeiten.

Reinigen Sie den After nach dem Stuhlgang feucht. Feuchtes Toilettenpapier sollte keine Zusatzstoffe und wenig Alkohol enthalten. Ansonsten ist klares Wasser immer besser.

Bei akuten Beschwerden können Sie Teebeutel mit Schwarzem Tee kurz aufbrühen, abkühlen lassen und auf den After auflegen.

Auch Kälte kann helfen. Es gibt Coolpacks aus der Apotheke. Man kann sich jedoch auch selbst behelfen, indem man Kondome oder die Finger von Gummihandschuhen mit Wasser füllt, verknotet, abschneidet, im Tiefkühlfach friert und dann bei Bedarf vor den After legt.

Der besondere Tipp:

Besorgen Sie sich in der Apotheke eine Wundsalbe für Hämorrhoiden, die Hamamelis enthält. Hamamelis enthält Gerbstoffe, welche eine adstringierende (zusammenziehende) Wirkung haben. Aus der Hamamelis-Salbe, mit der Sie den After nach jedem Stuhlgang eincremen sollten, können Sie auch selbst Zäpfchen herstellen, wenn die Hämorrhoiden innerlich liegen. Dafür 2 cm lange „Würstchen" aus der Salbe auf ein Stück Butterbrotpapier drücken, im Eisfach des Kühlschrankes kühlen. Diese Zäpfchen können ein- bis zweimal täglich benutzt werden.

Krampfadern

Krampfadern sind erweiterte Venen. In den Venen fließt das Blut, das von den Arterien in den Körper verteilt wird, zum Herzen zurück. Der Transport erfolgt indirekt vor allem durch die Pulswelle in den Arterien, die eng an den Venen angelagert sind, sowie durch Muskelbewegungen. Die so genannten Venenklappen verhindern in den Venen den Rückfluss des Blutes in die Extremitäten. Erweitern sich die Venen jedoch, dann schließen die Klappen nicht mehr richtig, und das Blut sackt zurück.

Was kann man tun, um Krampfadern zu vermeiden? Vermeiden Sie einschnürende Kleidung, Kniestrümpfe, hochhackige Schuhe, Übereinanderschlagen der Beine beim Sitzen.

Ernähren Sie sich Vitamin E-reich, denn Vitamin E sorgt für eine gewisse Elastizität des Gewebes. Es ist enthalten in Vollkorn, Keimlingen und Keimöl, Gemüse und Salaten, Eidotter, Milch, Butter. Achten Sie außerdem auf Vitamin A (als Beta-Carotin in Gemüse), Vitamin C, ungesättigte Fettsäuren (z. B. Leinöl) und Ballaststoffe (Vollkorngetreide, Gemüse).

Es ist wichtig, die Beine zu bewegen und die Gefäßmuskulatur zu aktivieren. Stehen Sie wenig. Laufen Sie möglichst viel barfuß. Schwimmen ist bei Venenschwäche und Krampfadern der beste Sport, aber auch zügiges Gehen ist eine gute Maßnahme.

Der besondere Tipp:

Drücken Sie mit einer wippenden Bewegung Fersen und Ballen kräftig auf den Boden. Oder stellen Sie sich einfach mit den Fußballen am Straßenrand auf den Bordstein, so dass die Fersen in der Luft hängen. Nun leicht auf und nieder wippen – ein wunderbares Venentraining.

Beinmassagen von unten nach oben, tägliches Wassertreten, Wechselduschen und kühle Unterschenkelgüsse dienen der Vermeidung von Krampfadern. Warme Anwendungen hingegen mögen die Venen eher nicht.

Bei akuten Krampfaderschmerzen oder beginnenden Entzündungen können Sie eine Quarkauflage machen. Dafür brauchen Sie Gazekompressen aus der Apotheke (ein lockeres Leinengewebe, das als Verbandsmaterial Verwendung findet), eine Baumwollwindel / Geschirrhandtuch und ein Frotteehandtuch.

Anleitung Quarkauflage

Falten Sie die Gaze auseinander und tragen einen breiten Streifen zimmerwarmen, naturbelassenen Quark in die Mitte auf, schlagen Sie die Ränder ein, so dass ein Päckchen entsteht. Bei längeren Krampfadern können Sie auch mehrere Kompressen mit Gaze zubereiten. Mit der einlagigen Seite legen Sie nun die Kompresse auf die Krampfader, fixieren das Ganze mit einer Baumwollwindel/einem Geschirrhandtuch. Weil der Quark durchaus tropfen kann, ist es günstig, wenn Sie ein Frotteehandtuch oder ein Moltontuch unterlegen. Die Auflagedauer ist maximal 20 Minuten bzw., bis der Quark eintrocknet. Nehmen Sie die Auflage früher ab, wenn sie unangenehm wird. Tupfen Sie die Haut nach der Behandlung trocken. Sie können die Quarkauflage jeweils mit frischem Quark ein- bis mehrmals täglich anwenden, je nachdem, wie es Ihnen angenehm ist.

Quark entzieht Hitze, wirkt entzündungshemmend, schmerzlindernd, kühlend und reizlindernd. Nicht angewendet wird Quark bei einer vorliegenden Eiweißallergie oder bei offenen Wunden auf der Haut. Quark ist ein Mittel, das Ihnen auch später, wenn die Milch einschießt und die Brüste schmerzhaft gespannt sind, oder wenn eine Brustdrüsenentzündung droht, gute Hilfe leisten wird!

Buchtipp:
A. Kerckhoff, I. Knaub: *Wickel, Auflagen und Kompressen.* Essen: KVC Verlag 2016.

Kreuzschmerzen und Ischiasbeschwerden

Viele Frauen haben in der fortgeschrittenen Schwangerschaft mit Kreuzschmerzen und Ischiasbeschwerden zu kämpfen. Dem können Sie mit den im Folgenden beschriebenen Maßnahmen entgegenwirken.

Bewegung und Muskeltraining sind wichtige Maßnahmen, um den Rücken zu stärken, ebenso die Vermeidung von Fehlhaltungen. Hier bieten sich besonders Schwimmen, Schwangerschaftsgymnastik, Yoga oder Tai Chi an.

Stützen Sie beim Schlafen Beine, Rücken und Bauch mit Kissen ab. Tragen Sie Schuhe mit flachen Absätzen! Vorsicht bei schwerem Heben: Beugen Sie die Knie, nicht den Rücken.

Achten Sie auf eine gerade Haltung. Machen Sie kein Hohlkreuz, selbst wenn der Bauch Sie nach vorne zieht. Das ist nicht einfach, das wissen wir. Aber letztendlich wird das nach vorne „Hängenlassen“ die Beschwerden verstärken. Gut dagegen ist, die Haltung immer wieder auf- und auszurichten.

Aufrichten bedeutet, sich einen Faden vorzustellen, der oben am Scheitelpunkt des Kopfes befestigt ist und Sie nach oben zieht. Ausrichtung bedeutet, darauf zu achten, dass die Körperachsen gerade sind. Stellen Sie sich dafür eine senkrechte Linie durch Schambein, Nabel und Nase vor, außerdem eine Linie, die (in der Seitansicht) Knöchel, Knie, Hüfte, Schultern und Ohren verbindet.

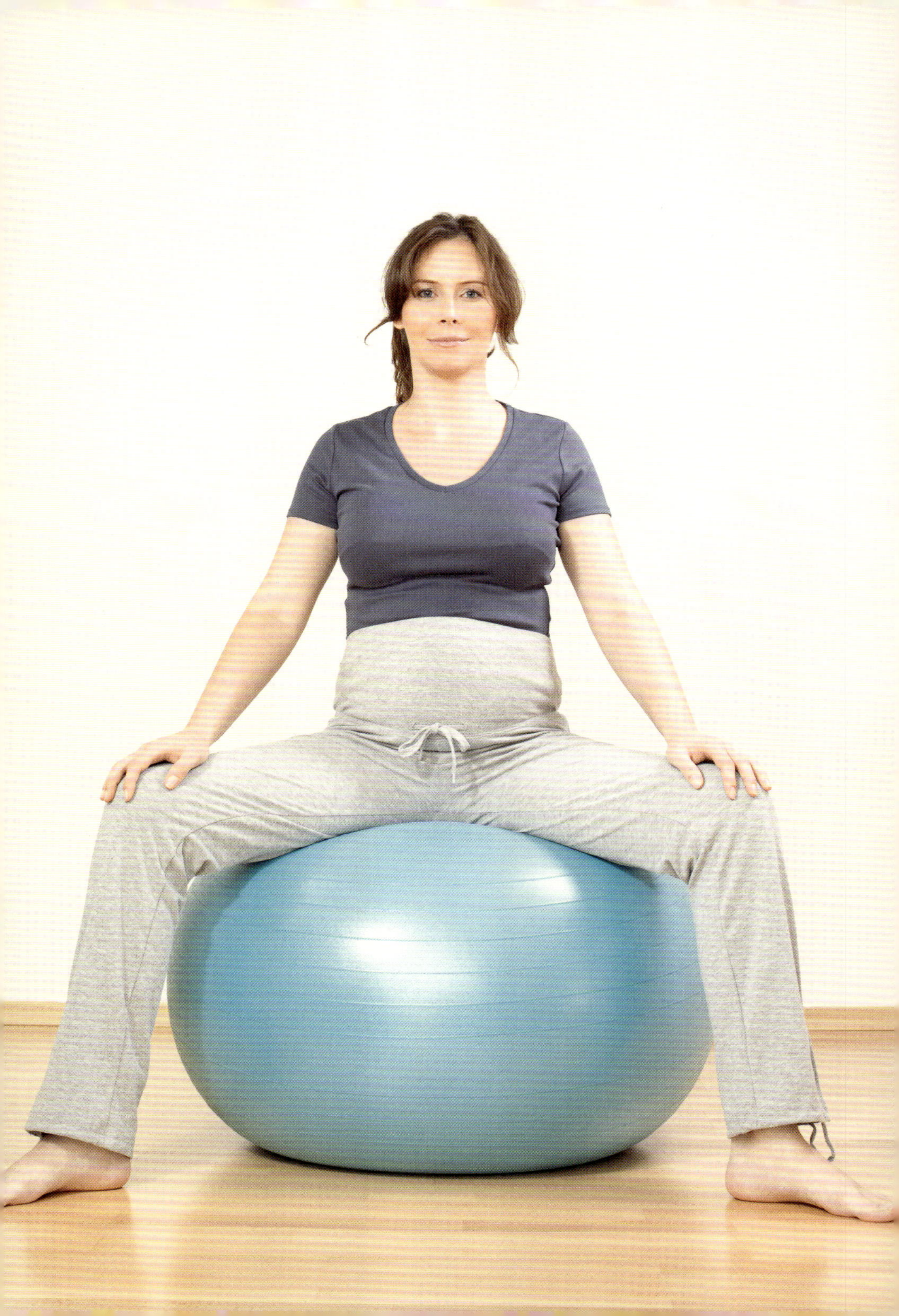

Eine Anschaffung, die sich auch für später lohnt, ist der Petzi-Ball (großer Gymnastikball). Auf diesem Ball kann man rückenschonend sitzen, aber auch die verschiedensten Gymnastikübungen machen. Und dem Baby kommt er später auch zugute!

Der besondere Tipp:
Auch ein Tennisball kann gute Dienste leisten, wenn die Beschwerden unten im Kreuzbein lokalisiert sind. Legen Sie sich auf den Rücken und schieben den Tennisball genau unter die schmerzende Stelle. Wenn Sie Ihr Gewicht vorsichtig darauf ablegen, tut es erst weh – und dann gut!

Eine relativ neue Methode gegen Rückenschmerzen, die auch bei Schwangeren angewendet werden kann, ist das Taping. Dabei werden 2–10 cm breite elastische, selbstklebende Baumwollklebebänder unter Zug auf den Körper geklebt. Die Bänder haben unterschiedliche Stärken. Sie haben einen gewissen Massageeffekt und sollen den Lymphfluss anregen. Taping muss von der Hebamme oder einer anderen Fachperson durchgeführt werden.

Rückenschmerzen können jedoch auch ganz andere Ursachen haben. So möchten wir Ihnen von einer jungen Frau berichten, die im Laufe der ersten Schwangerschaft Rücken- und Bauchschmerzen hatte. Sie fürchtete, dass „irgend etwas nicht in Ordnung war“. Erst die Hebamme, die sie zum Ende der Schwangerschaft betreute, fragte nochmal genauer nach. Als sie erfuhr, dass die werdende Mutter an einer schweren Endometriose litt und schon einmal operiert worden war, wurde der Grund für die Schmerzen deutlich: Es waren die Verwachsungen und Vernarbungen im Bauchraum, die mit Ausdehnung der Gebärmutter zogen und wehtaten. Der jungen Mutter wären viele Ängste genommen worden, wenn sie früher erfahren hätte, dass die Schmerzen vermutlich etwas mit der Endometriose zu tun haben. Wir möchten Sie daher sehr ermutigen, mit der Hebamme und den behandelnden Ärzten über alle Ihre Beschwerden, Sorgen und Nöte zu sprechen!

Müdigkeit und Erschöpfung

Müdigkeit und Erschöpfung können sehr viele Ursachen haben, sind jedoch in der Schwangerschaft, gerade im ersten Schwangerschaftsdrittel, sehr verbreitet.

Oft ist eine Ursache die allgemeine Anstrengung, die mit einer Schwangerschaft verbunden ist. Schließlich wächst in Ihnen gerade ein Kind – wenn das keine Arbeit im Dauerbetrieb ist! Schonen Sie sich, gönnen Sie sich Pausen. Nach der Schwangerschaft fängt der eigentliche Einsatz ja erst an. Nehmen Sie sich Zeit, sich hinzulegen und auszuruhen. Gleichzeitig sollten Sie Ihren Eisenspiegel prüfen lassen, um eine Eisenmangelanämie auszuschließen.

Sie wissen es sicher selber: Bewegung an der frischen Luft verbessert die Sauerstoffversorgung. Und Entspannung und Meditation können Ihnen zu kleinen Aus-Zeiten im Alltag verhelfen, die Ihren Geist beruhigen.

Essen Sie gut. Wählen Sie hochwertige Lebensmittel. Essen Sie viel frisches Obst und Gemüse und achten Sie auf die Lebensmittel, die im Anhang dieses Ratgebers in der Nährstofftabelle aufgeführt sind.

Nehmen Sie möglichst täglich einen Esslöffel kaltgepresstes Öl ein, insbesondere Leinöl ist sehr gesund. Achtung: Leinöl sollte möglichst frisch verwendet und kalt und dunkel aufbewahrt werden. Schmeckt das Leinöl bitter, bitte wegschütten. Es kann auch gut eingefroren werden. Leinöl ist zwar kein „Aufputschmittel", die in ihm enthaltenen Fettsäuren sind jedoch auch für den Nervenstoffwechsel von großer

Bedeutung. Leinöl kann man über das Müsli geben, wem der Geschmack zu streng ist, kann es mit etwas Zitronensaft und Honig zu sich nehmen.

Der besondere Tipp:

Auch wenn es Sie nach Süßem verlangt: Versuchen Sie, weißen Zucker zu vermeiden – der Blutzucker geht zwar schnell in die Höhe, anschließend wird der Zucker aber im Blut genauso schnell wieder abgebaut, was zu einer Unterzuckerung – verbunden mit einem Schwächegefühl – führen kann. Die Blutzuckerschwankungen, die mit hohem Zuckerkonsum und einem Wechsel von Sättigung und Heißhunger einhergehen, sind aber eher anstrengend für den Stoffwechsel und daher ungünstig. Bitterschokolade, Trockenfrüchte, Energiebällchen aus dem Bioladen sind gesunde Naschereien.

Schwangerschaftsstreifen

Die Haut wird in der Schwangerschaft stark gedehnt und mächtig gefordert. Die Konstitution, z.B. eine Bindegewebsschwäche, und das Ausmaß der Gewichtszunahme haben darauf Einfluss, ob Sie Schwangerschaftsstreifen bekommen oder nicht. Versuchen Sie daher, nicht allzu viel zuzunehmen.

Tragen Sie keine zu enge Kleidung und fördern Sie die Durchblutung der Haut durch Luft- und Sonnenbäder, durch milde und kühle Duschen.

Der besondere Tipp:

Achten Sie auf Vitamin C in der Nahrung. Faustregel: täglich 1 Glas frischgepressten Orangensaft oder 1 EL Sanddornsaft!

Kieselsäure ist gut für Haut, Haare und Fingernägel. Sie ist vor allem in Hirse enthalten. Kieselsäure beugt auch Krampfadern und Wadenkrämpfen vor.

Massieren Sie die Bauchhaut sanft und regelmäßig mit einer Mischung aus Mandel- und Weizenkeimöl. Weizenkeimöl ist besonders reich an Vitamin E, riecht aber durchaus intensiv. Mandelöl ist ein leichtes Öl mit angenehmem Duft. Sie erhalten es etwas preisgünstiger in der Lebensmittelabteilung gut sortierter Bioläden.

Auch das Schwangerschafts-Pflegeöl der Firma Weleda ist für tägliche Massagen empfehlenswert. Es enthält Mandel-, Jojoba-, Weizenkeimöl, ätherische Öle und Auszüge aus Arnikablüten.

Sodbrennen

Sodbrennen ist vor allem eines: unangenehm. Die Magensäure fließt in die Speiseröhre zurück und hinterlässt ein brennendes Gefühl. Etwa 50 % aller Schwangeren leiden unter Sodbrennen, einige mehr, andere weniger. Achten Sie bei der Ernährung auf folgende Hinweise. Bevorzugen Sie kleine, nährstoffreiche Mahlzeiten: cremige pürierte Suppen, nahrhafte Getränke wie z.B. Nussmus und Schmelzflocken in Mandelmilch, Smoothies mit Avocado und Banane. Trinken Sie zwischen den Mahlzeiten viel, jedoch nicht zum Essen, um den Speisebrei nicht zusätzlich zu verflüssigen. Vermeiden Sie im Übermaß: Kaffee, chinesischen Tee, gegorene Getränke, Mineralwasser mit viel Kohlensäure oder kohlensäurehaltige Softdrinks, Zucker, stark gewürzte und gesalzene Speisen, frische Backwaren. Diese Stoffe reizen die Magenschleimhaut. Zu vermeiden ist zudem eine ausgeprägte Ernährung mit tierischen Eiweißen. Die Eiweißverdauung setzt, anders als die

Kohlenhydrat- oder Fettverdauung, im Magen ein, hier werden die Eiweiße gespalten. Je ausgeprägter die Eiweißzufuhr, desto stärker die Magensaftproduktion.

Legen Sie sich nach den Mahlzeiten nicht sofort hin, essen Sie vor dem Zubettgehen nichts und liegen Sie im Bett nicht flach. Es kommt sonst leichter zum Rückfluss des Speisebreis in die Speiseröhre, da der Magen durch das Baby nach oben gedrückt wird. Liegen Sie lieber mit dem Oberkörper leicht erhöht.

Bei akuten Beschwerden können Sie einige Mandeln kauen. Besonders basisch ist die Kartoffel: Kauen Sie ein Stück rohe, geschälte Kartoffel oder nehmen Sie vor jeder Mahlzeit 2 TL Kartoffelsaft zu sich (eine geschälte Kartoffel fein reiben und ausdrücken). Im Reformhaus gibt es auch Kartoffelsaft zu kaufen.

Der besondere Tipp:

Nehmen Sie Heilerde ein (Luvos Heilerde ultrafein). Ein Teelöffel Heilerde oder ein Portionsbeutel wird in ein halbes Glas Wasser eingerührt und in kleinen Schlucken getrunken, am besten morgens nüchtern und abends vor dem Schlafengehen oder bei Bedarf. Luvos Heilerde gibt es auch als Kapseln.

Übelkeit und Erbrechen

Gerade zu Beginn der Schwangerschaft ist vielen Frauen übel. Denken Sie dran: Es geht wieder vorbei. Ihr Körper ist damit beschäftigt, sich auf die neue Situation einzustellen.

Zunächst einmal ist wichtig: Gehen Sie an die frische Luft. Ruhen Sie sich aus. Achten Sie darauf, ob schnelle oder langsame Bewegungen, z.B. aus der Waagerechten in die Senkrechte, Ihre Übelkeit verstärken.

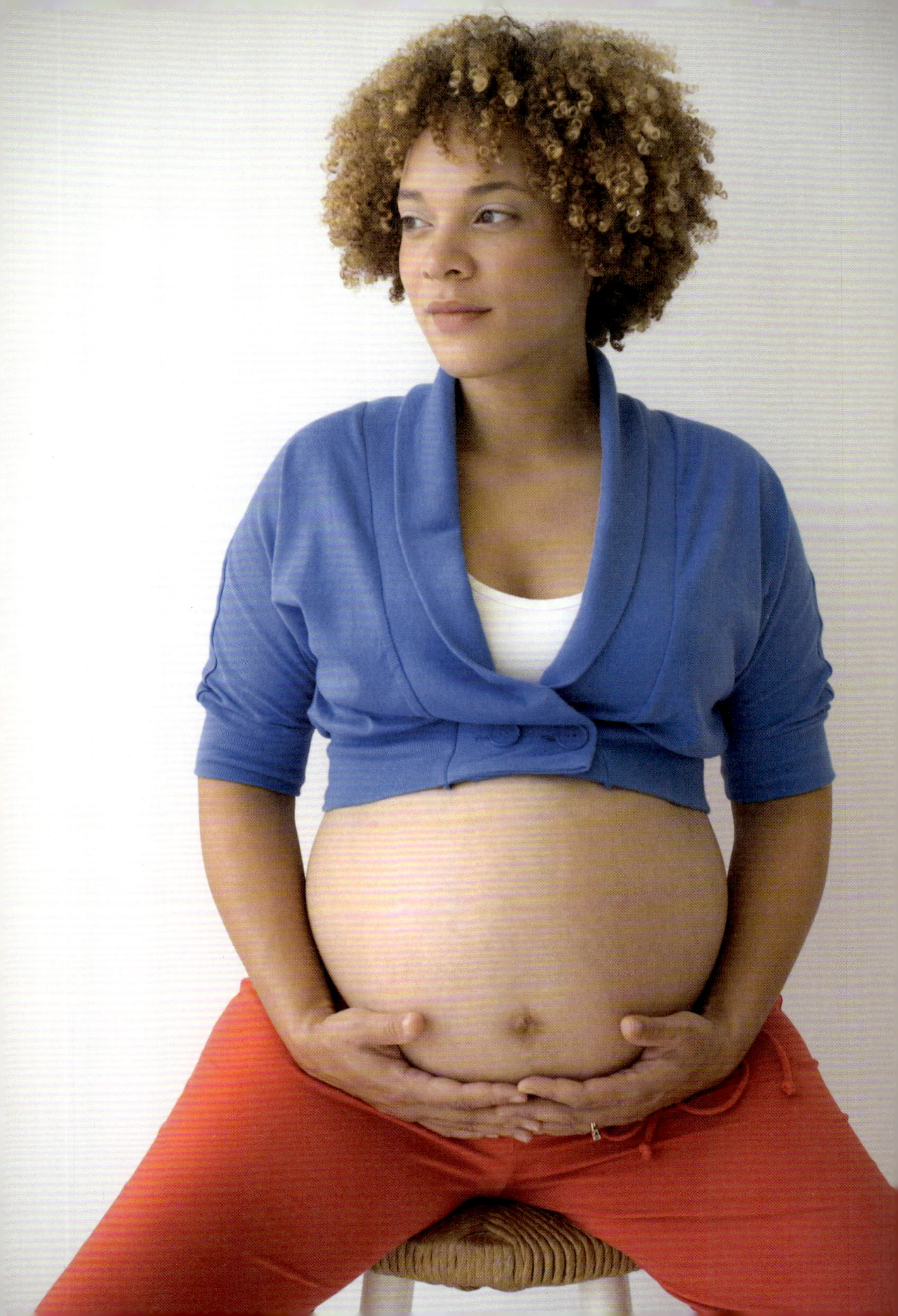

Vermeiden Sie diejenigen Lebensmittel, deren Gerüche bei Ihnen Übelkeit auslösen – und kochen Sie diese auch nicht für andere! Häufig sind es stark gewürzte oder fette Speisen.

Wenn möglich, beginnen Sie den Tag damit, wenigstens eine Kleinigkeit im Bett zu frühstücken (1 Tasse Tee und 1 Zwieback oder Toast). Bleiben Sie anschließend noch etwas liegen. Nehmen Sie tagsüber viele kleine Mahlzeiten zu sich. Manche Frauen mögen abends vor dem Zubettgehen noch einen Snack zu sich nehmen. Anderen tut salzige Kost gut, z. B. Salzkräcker, Gemüsebrühe oder Oliven.

Gut gegen Übelkeit ist Ingwer. Das heißt: Sie können nun öfter einmal mit Ingwer kochen, z. B. eine Karottensuppe. Im Reformhaus ist Ingwer Pflanzentrunk erhältlich (Fa. Schoenenberger), von dem Sie einen Teelöffel vor der Hauptmahlzeit einnehmen können (vgl. Schilcher, Kammerer 2010: 803).

In der fortgeschrittenen Schwangerschaft sollte Ingwer nicht mehr pur genossen werden und z. B. nur noch einen Teil von Teemischungen ausmachen, empfohlen wird ab der 16. Schwangerschaftswoche maximal 10 %. In der späten Schwangerschaft sollte auf Ingwer ganz verzichtet werden!

Tee gegen Übelkeit

Versuchen Sie es einmal mit einer Mischung aus Kamillenblüten, Fenchelsamen, Melissenblättern und Pfefferminzblättern (zu gleichen Teilen). 1 TL der Mischung mit 150 ml kochendem Wasser überbrühen, 5–10 Minuten zugedeckt ziehen lassen, abseihen.

Schließlich können Sie auch einen Versuch mit der Akupressur machen. Der entsprechende Punkt – Perikard 6 – liegt an der Innenseite der Unterarme ziemlich genau in der Mitte, etwa 2–3 Fingerbreit über dem Handgelenk. Zur Technik: Bei der Akupressur werden die Fingerkuppen auf den Punkt aufgesetzt und dieser nun spürbar ca. 90 Sekunden lang gedrückt, also nur eine recht kurze Zeit, wobei kreisende Bewegungen im Uhrzeigersinn durchgeführt werden. In aller Regel werden für die Akupressur Zeigefinger oder Daumen genutzt, bisweilen sogar der Fingernagel.

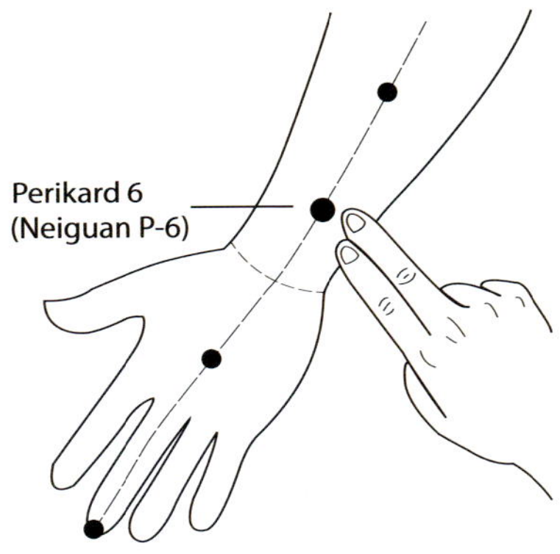

Der besondere Tipp:
Alternativ zum Drücken des Punktes können Sie auch ein Akupressurband kaufen und ständig tragen. Hier sind z.B. die speziell für Schwangere entwickelten SEA-BAND-Produkte (www.sea-band.com/de/mama) empfehlenswert.

Erbrechen ist in den ersten Monaten einer Schwangerschaft durchaus üblich – es ist nicht infektiös bedingt, sondern Zeichen der Umstellung Ihres Körpers. Tritt das Erbrechen später auf oder ist von anderen Beschwerden begleitet, die auf einen Infekt hinweisen, so sprechen Sie bitte mit Ihrem behandelnden Arzt oder Ihrer Ärztin.

Bei anhaltendem stärkerem Erbrechen auf jeden Fall an die Hebamme und/oder den Arzt wenden! Eventuell ist eine Infusionstherapie erforderlich!

Auch hier gilt: Gönnen Sie sich Schonung. Sich darauf einzustellen, dass ein Kind unterwegs ist, bedarf Ruhe, Zeit, Energie. Beim ersten Kind kann es sein, dass die Nachricht der Schwangerschaft überraschend kommt, nun wird das bisherige Leben „umgekrempelt"; gibt es schon kleine Kinder, dann ist es in diesen ersten (und später in den letzten) Monaten anstrengend, allen Bedürfnissen gerecht zu werden. Ruhen Sie sich aus, so gut es geht. Klinken Sie sich aus dem normalen Alltag immer wieder aus, indem Sie vielleicht einen Yoga- oder Entspannungskurs besuchen.

Gute Erfolge wurden bei übermäßigem Erbrechen mit der Homöopathie oder Akupunktur gemacht. Wenden Sie sich an Ihren Arzt/Ihre Ärztin oder Ihre Hebamme.

Wadenkrämpfe

Wadenkrämpfe können ein Zeichen für Magnesium-, Kalium- oder Kalziummangel sein.

Achten Sie als allgemeine Empfehlung darauf, genügend Nahrungsmittel zu essen, die diese Stoffe enthalten (s. Tabelle im Anhang). Nehmen Sie zusätzlich Aufbaukalk (Weleda) ein.

Günstig ist es, im Alltag viel zu Fuß zu gehen, zu schwimmen, die Beine oft hoch zu legen oder die Wadenmuskeln durch langsame Ausfallschritte zu dehnen. Kommt es zu einem Krampf, den Fuß gegen einen Gegenstand drücken.

Bei anhaltenden Wadenkrämpfen sollten Sie auf alle Fälle den Arzt konsultieren!

Die Schüßler Salze bieten als Sofortmaßnahme das Schüßler Salz Nr. 7 (Magnesium phosphoricum) an. Magnesium phosphoricum hat einen besonderen Bezug zu den Nerven. Es ist im Körper an der Weiterleitung von Nervenimpulsen beteiligt und dafür zuständig, Nervenpulse, wie sie bei Krämpfen im Übermaß an die Muskeln geleitet werden, zu dämpfen. Es ist daher dasjenige Mineralsalz, das bevorzugt bei akuten Krampf- und Schmerzzuständen eingenommen wird. Dabei kann es sich um Rücken- oder Gliederschmerzen (durch Verspannungen der Muskeln), Wadenkrämpfe, Bauch-, Periodenkrämpfe und Koliken (z. B. Gallenkoliken, Arzt rufen!) handeln. Die Schmerzen sind typischerweise blitzartig, schießend oder bohrend.

Der besondere Tipp:

Für die Anwendung von Magnesium phosphoricum bei akuten Schmerzzuständen gibt es eine besondere Form der Anwendung: die „heiße Sieben". Dafür werden 7–10 Tabletten Magnesium phosphoricum D6 in eine Tasse gegeben, mit heißem Wasser aufgegossen und unter Rühren vollständig aufgelöst. Die Lösung wird nunmehr langsam schluckweise getrunken, d. h., man behält die Flüssigkeit möglichst lange im Mund. Speziell für diese Anwendung gibt es Magnesium phosphoricum mittlerweile auch als Sachet (Pulverbriefchen).

Zahnpflege

Jedes Kind ein Zahn – hieß es früher. Das muss heute nicht mehr sein.

Beugen Sie vor: Gehen Sie mindestens zweimal in der Schwangerschaft zum Zahnarzt, besorgen Sie sich eine gute Zahnbürste und putzen Sie die Zähne etwas öfter und gründlicher als zuvor, möglichst nach jeder Mahlzeit. Viele Krankenkassen haben spezielle Infoblätter für die Schwangerschaft, manche Krankenkassen bezahlen sogar die professionelle Zahnreinigung in der Schwangerschaft.

Wenn Sie Appetit oder Heißhunger auf Süßes haben, dann essen Sie lieber einmal am Tag viel Süßes (und putzen danach die Zähne), als den ganzen Tag über zu naschen. Verzichten Sie jedoch möglichst auf Softdrinks oder Fruchtnektare.

Essen Sie öfter Fisch, und nehmen Sie Nahrung zu sich, die reich an Vitamin C (frisches Obst, grünes Gemüse) und Kalzium (Milch, Sauermilchprodukte, Hartkäse, Grünkohl, Sesam, Datteln, s. auch Tabelle im Anhang) ist. Nehmen Sie zusätzlich Weleda Aufbaukalk 1 (morgens) und Weleda Aufbaukalk 2 (abends) ein.

Bei Zahnfleischbluten können Sie den Mund mit warmem Salbeitee oder mit Salbei-Thymian-Lösung (z. B. Salviathymol® N) spülen.

Der besondere Tipp:

Praktizieren Sie in dieser besonderen Belastungsphase „Ölziehen". Das heißt: 1 TL bis 1 EL Sonnenblumenöl morgens vor dem Frühstück für ca. 5–10 Minuten zwischen den Zähnen hin und her bewegen. Wenn das Öl weiß geworden, also emulgiert ist, ausspucken, den Mund gründlich mit kaltem Wasser ausspülen und die Zähne putzen. Beim Ölkauen handelt es sich um ein altes ukrainisches Volksheilmittel, das erstaunliche Wirkungen bei Erkrankungen an Zähnen und Zahnfleisch wie auch an den Schleimhäuten des Kopfbereiches und des Atemtraktes hat.

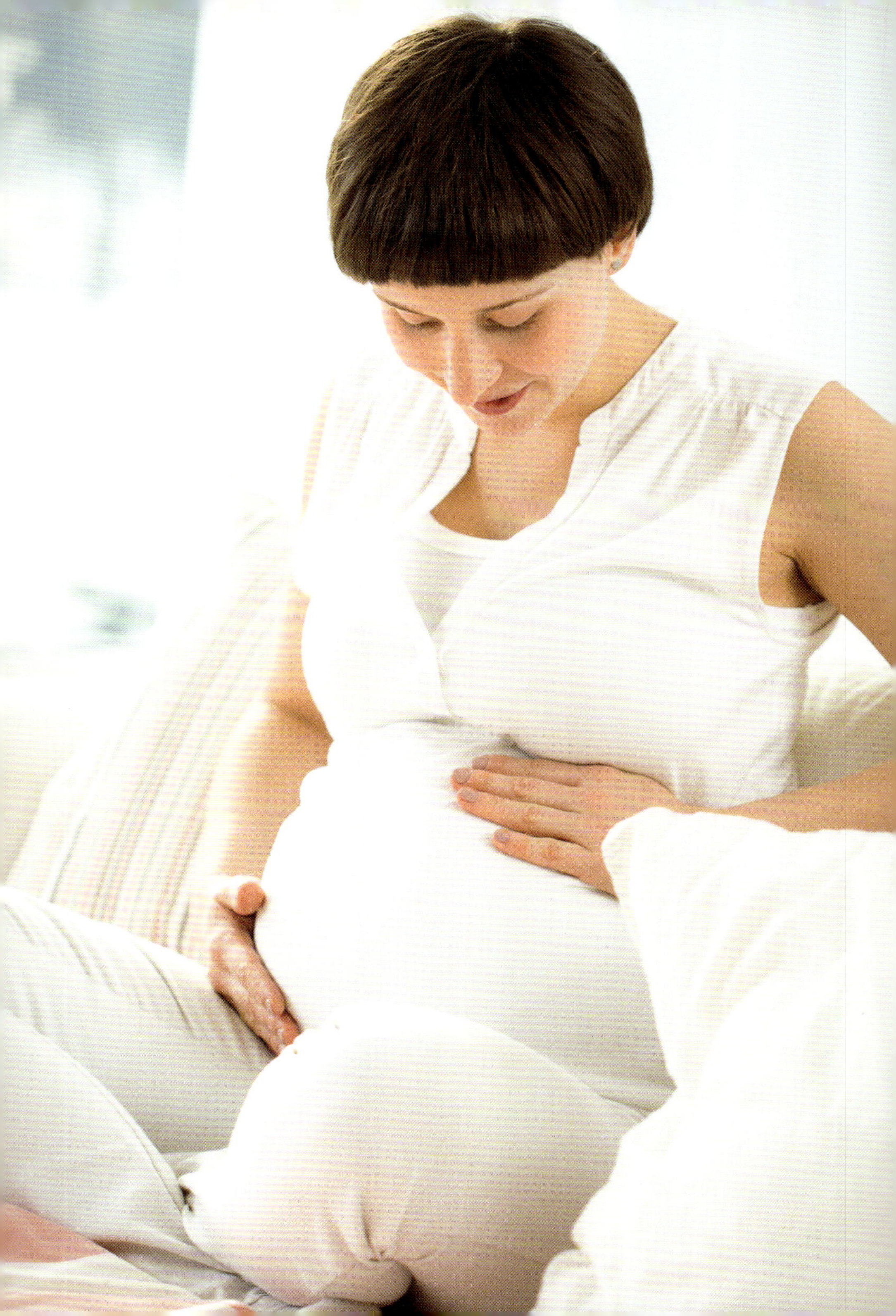

II. Geburtsvorbereitung, Geburt, Stillen und Wochenbett

Die Geburt rückt näher – und Sie können einiges tun, um sich auf dieses große Ereignis vorzubereiten.

In einem Geburtsvorbereitungskurs lernen Sie nicht nur Maßnahmen für die Geburt, sondern auch Übungen zur Stärkung der Beckenbodenmuskulatur kennen, die (regelmäßig durchgeführt) nach der Geburt die Rückbildung erleichtern. Auch ist es langsam sinnvoll, zu überlegen, ob Sie einen vertrauten Begleiter oder eine Begleiterin mit zur Entbindung nehmen. Dazu raten wir Ihnen, denn man weiß ja letztendlich nie so ganz genau, was alles passiert und wie sich die Geburt entwickelt – und da hilft es, einen vertrauten, unterstützenden Menschen dabei zu haben.

Hebammenhilfe

Für die Suche nach einer Hebamme ist es nie zu früh, und eine rechtzeitige Suche lohnt sich auf jeden Fall: Erstens kann die Hebamme auch im Vorfeld der Geburt mit Rat und Tat zur Seite stehen, zweitens fahren auch Hebammen in Urlaub und drittens sind manche von ihnen nur begrenzt in der Nachsorge tätig.

Unabhängig von der Art der Entbindung – ob zu Hause, im Geburtshaus oder im Krankenhaus – haben Sie Anspruch auf Hausbesuche durch eine Hebamme. Die Hebammenadressen gibt es beim Gesundheitsamt, beim Gynäkologen, in dem Krankenhaus, in dem Sie entbunden haben, aber auch über das Internet (s. auch Adressen im Anhang). Für viele Frauen ist die Vorstellung, unter der Anleitung einer Hebamme zu entbinden, die Sie schon vorher kennen, sehr beruhigend. Es ist auch schön, wenn man die Frage der Nachsorge schon geregelt hat und weiß, wer einem hier mit Rat und Tat zur Seite steht. Grundsätzlich gilt dabei: Die Chemie muss stimmen.

Bis zum 10. Tag nach der Geburt besucht Sie die Hebamme in der Regel täglich, später dann nach Absprache. Von der Krankenkasse werden derzeit (Stand: 2016) Besuche bis acht Wochen nach der Geburt übernommen. Danach kann die Hebamme noch zur Stillberatung kommen. Weitere Besuche werden von der Krankenkasse übernommen, wenn sie ärztlich angeordnet sind (auch vom Haus- oder Kinderarzt). Die Wochenbettbetreuung umfasst

- Versorgung des Nabels und Hilfe bei Blähungen des Säuglings
- Beobachtung des allgemeinen Zustands des Säuglings (Temperatur, Atmung, Trinkverhalten, Gewicht)
- Anleitung zur Pflege des Säuglings
- Anleitung zum Stillen und Hilfe bei Stillschwierigkeiten
- Still- und Ernährungsberatung bis zum Ende der Stillzeit
- Erkennen körperlicher oder geistiger Störungen (z. B. Infektionen, Depressionen)
- Kontrolle der Wundheilung nach Kaiserschnitt, Dammschnitt oder Dammriss
- Kontrolle der Gebärmutter-Rückbildung und erste Übungen zur Rückbildung
- Beratende Gespräche über Empfängnisverhütung, Impfen, Kindererziehung
- Informationen über Beratungsstellen, Gesprächskreise und Selbsthilfegruppen für Eltern und Kinder

Die Hebamme informiert Sie über zusätzliche Angebote, die ggf. auch von den Krankenkassen übernommen werden (z. B. Babyschwimmen,

Babymassage, Yoga nach der Geburt etc.). Bitte erkundigen Sie sich auch bei Ihrer Kasse.

Geburtsvorbereitung

Dammvorbereitung äußerlich

Ab der 34.–36. Schwangerschaftswoche sollten Sie den Damm massieren. Dafür eignet sich Vitamin E-Creme oder Weizenkeimöl, das ebenfalls sehr reich an Vitamin E ist. Vitamin E erhöht die Elastizität der Haut und beugt so einem Dammriss vor. Das Damm-Massageöl der Firma Weleda enthält Mandelöl, Weizenkeimöl und ätherische Öle.

Dammmassage (Empfehlungen des Geburtshauses Essen)

Waschen Sie Ihre Hände und lehnen sich entspannt und halb sitzend zurück. Sie können die Lage des Dammes auch in einem Spiegel betrachten. Ölen Sie die Finger ein und führen dann beide Daumen etwa 3 cm tief in den unteren Abschnitt der Scheide ein. Drücken Sie sie nach unten Richtung After. Dehnen Sie weiter nach unten und zu den Seiten, bis Sie ein Ziehen oder ein leichtes Brennen spüren. Ein bis zwei Minuten festhalten.
Legen Sie die beiden Daumen an verschiedene Stellen im unteren Scheidenbereich an. Dehnen Sie die Muskeln, indem Sie mit den Daumen, die in der oben beschriebenen Position sind, nach oben und nach außen etwa eine Minute lang ziehen.
Konzentrieren Sie sich auf die Stellen früherer Risse oder Dammnähte. Massieren Sie nicht im Bereich der Harnröhre (sie liegt im oberen Bereich der Scheide), weil dies zu Infektionen führen kann. Das dicke Gewebe, das gedehnt werden muss, liegt am unteren Rand der Scheide.
Reiben Sie das Gewebe nun noch einmal mit dem Öl ein, damit die maximale Dehnung des Gewebes unterstützt wird.

Die Dammmassage bereitet den Beckenboden auf die Dehnung der Geburt vor. Es ist zusätzlich sinnvoll, Beckenbodenübungen durchzuführen, um die Elastizität zu erhöhen. Diese Übungen werden in Geburtsvorbereitungskursen oder in Kursen zur Rückbildung erlernt.

Stärkung der Gebärmutter

Die Gebärmutter können Sie auch mit einem Kräutertee stärken. In den Apotheken gibt es gute Teemischungen, z.B. den Schwangerschaftstee von Ingeborg Stadelmann oder den Schwangerschaftstee 2 (Bad Heilbrunner), viele Apotheken haben auch eigene Teemischungen. Für die Geburtsvorbereitung wird traditionell empfohlen, ab der 34. Schwangerschaftswoche Himbeerblätter- und Frauenmanteltee zu gleichen Teilen gemischt zu trinken (1 TL der Mischung mit 1 Tasse kochendem Wasser überbrühen, zugedeckt 5 Minuten ziehen lassen, 1 Tasse täglich). Frauenmantel- und Himbeerblättertee mit Honig stärken die Gebärmutter.

Keinen Himbeerblätter-, Frauenmantel-, Brombeer- oder Ingwertee bei vorzeitigen Wehen trinken!

Vorbereitung auf das Stillen

Früher wurde Frauen empfohlen, die Brustwarzen durch verschiedene Maßnahmen „abzuhärten“. Das gilt heute als überholt. Um die Durchblutung anzuregen, können Sie die Brust gegen Ende der Schwangerschaft täglich mit einem in kühles Wasser getauchten Waschlappen abwaschen und, wenn möglich, Licht und Luft an die Brüste lassen.

Kurz vor der Geburt

Ganz allgemein gilt in den Tagen vor der Geburt: Ruhe bewahren, Termine werden häufig ungenau berechnet, und nur 3 % aller Babys werden am errechneten Termin geboren!

Geht es über den Entbindungstermin hinaus, haben Sie häufigere Termine beim Frauenarzt oder der Hebamme.

Sprechen Sie mit Ihrer Hebamme über Möglichkeiten der Geburtsanregung durch Homöopathie, Bachblüten, Aromatherapie, Fußreflexzonenmassage, Akupunktur usw. Diese sollten aber nicht in Eigenregie erfolgen.

Machen Sie einen langen Spaziergang mit Ihrem Partner oder einer Vertrauensperson zum Reden und Schweigen. Ein gemütlicher Abend mit einer Tasse Tee und Kerzenlicht hilft, sich auf den großen Moment vorzubereiten, zu entspannen. Oder Sie nehmen ein warmes Bad.

Stellen Sie sich die Geburt und die Wehen vor, stimmen Sie sich innerlich darauf ein.

Wenn Ihnen Himbeerblättertee schmeckt und Sie gerne Kräutertee trinken, könnten Sie ab dem Entbindungstermin (wenn das Baby sich immer noch Zeit lässt) gerne mehrere Tassen davon trinken – nach Geschmack mit ein wenig Zimt, Pfefferminze, Ingwer oder Jasmin mischen oder mit Honig süßen. Auch hier gilt: Bitte mit der Hebamme besprechen, wenn Sie die Dosierung des Tees steigern.

Während der Geburt

Die folgenden Empfehlungen haben sich „unter der Geburt" bewährt – sie müssen aber vorbereitet werden. Also: Sorgen Sie vor!

Kalte Kompressen, vielleicht noch mit einem Duft, der Ihnen angenehm ist, auf die Schläfen gelegt, erfrischen und stimulieren.

Bei Bedarf kann zur Energiegewinnung etwas Traubenzucker oder Honig eingenommen werden.

Der besondere Tipp:

Bei heißem Wetter sind kleine erfrischende „Eisblättchen" sehr angenehm: Frieren Sie dafür in den Wochen zuvor in einem Eiswürfelbehälter Orangensaft im Eisfach zu flachen Scheibchen, sammeln Sie diese in einer Thermoskanne. Zwischen den Wehen können Sie diese „Blättchen" lutschen. Angenehm sind die fruchtigen Eisblättchen, weil während der Geburt leicht Lippen und Mund trocken werden.

Auch normale Eiswürfel können Sie in eine Thermoskanne füllen, diese dann im Kreißsaal in einen „Handschuh-Waschlappen" füllen, aussaugen oder als kalte Kompresse für die Stirn benutzen.

Vergessen Sie auch Erfrischungstücher, warme Socken und Fettstift für die Lippen nicht.

Nach einem Kaiserschnitt

Dr. Johannes Wilkens, beratender Arzt von Carstens-Stiftung : Natur und Medizin, empfiehlt nach einem Kaiserschnitt zwei homöopathische Mittel im Wechsel: Staphisagria (Stephanskraut) und Bellis perennis (Gänseblümchen). Staphisagria ist in der Homöopathie das gängige Mittel für Stich- und Schnittverletzungen, Bellis perennis hat einen besonderen Bezug zur Gebärmutter und zum Bindegewebe.

Hinweis zur Dosierung:
Staphisagria D12, 3x tgl. 5 Globuli; Bellis perennis D6, 3x tgl. 5 Globuli. Beide Mittel für 1–3 Tage einnehmen.

Stillen

Allen werdenden Müttern ist klar, dass Stillen viele Vorteile hat: Es ist wichtig für das Immunsystem des Kindes, dient der Vorbeugung von Allergien und mindert nachweislich das Risiko des plötzlichen Säuglingstodes beim Kind sowie das Brustkrebs-Risiko bei der Mutter. Außerdem ist es außerordentlich praktisch.

Dennoch gibt es auch Mütter, die wegen der Brust oder den Brustwarzen Probleme beim Stillen haben, die Medikamente einnehmen, oder stark rauchen, die sehr früh wieder arbeiten gehen oder aus anderen Gründen auf die Unterstützung ihrer Mitmenschen bei der Versorgung des Säuglings angewiesen sind. Manchen Frauen ist es auch unangenehm, solch einen engen Körperkontakt zum Kind zu haben. In all diesen Fällen ist es natürlich besser, liebevoll mit der Flasche zu füttern, als gequält und innerlich ablehnend die Brust zu geben. Lassen Sie sich vom allgemeinen Trend zu stillen nicht unter Druck setzen.

Wenn Sie gerne stillen möchten, kann der Anfang durchaus problematisch sein. Die Werbefotos mit supergepflegten, superschönen und superglücklichen stillenden Müttern mit supersüßen Babys (die auf diesen Fotos bereits einige Wochen alt sind) bereiten einen nicht darauf vor, dass auch das Stillen geübt werden muss, dass es nicht immer auf Anhieb klappt und dass wunde Brustwarzen ganz schön wehtun können. Auch hier gilt, wie bei fast allen anderen Punkten in diesem Ratgeber: Die Ruhe bewahren! Geduld haben! Alles spielt sich ein.

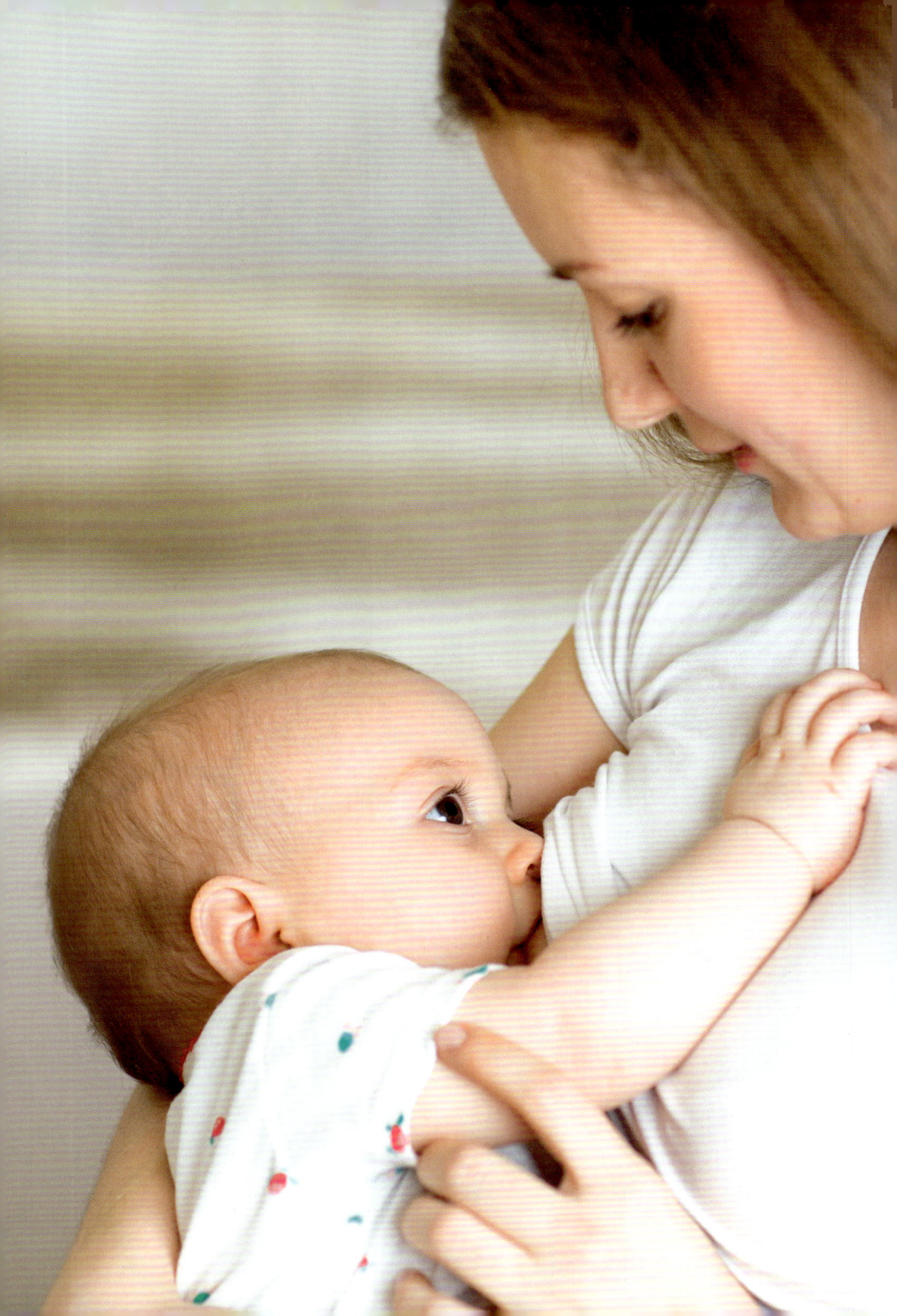

Erstes Anlegen

Im Normalfall werden die Babys in den meisten Kliniken unmittelbar nach der Geburt angelegt und saugen dann zum ersten Mal. Das bringt die Milchbildung in Gang und ist deshalb sehr wichtig. Allerdings führt das erste Anlegen nicht dazu, dass nun sofort Milch strömt. In der Regel dauert es zwischen drei und fünf Tagen, bis die „richtige“ Muttermilch einschießt. Davor fließt – vom ersten Tag an – die Vormilch (Kolostrum), die besonders eiweißreich und konzentrierter ist. Von der Menge her fällt sie jedoch deutlich geringer aus als die später gebildete Muttermilch.

Stillen nach Bedarf

Es ist ratsam, das Kind nach Bedarf anzulegen, das heißt: wenn es Hunger hat und schreit. Wichtig ist aber, dass es zunächst nicht zu lange nuckelt, auch wenn man dies als frischgebackene Mutter natürlich genießt. Zu viel Nuckeln in den ersten Tagen kann dazu führen, dass man in ein paar Tagen mit wunden Brustwarzen zu kämpfen hat.

Stillpositionen

In guten Babybedarf-Läden gibt es große, bananenförmige Stillkissen, die mit Kunststoffkugeln, Kunststoffwatte oder auch Hirse gefüllt sind, und die man so drapieren kann, wie es bequem ist. Eine Anschaffung lohnt sich, auch um das Baby beim Stillen oder Liegen abzusichern.

Stillen können Sie im Sitzen, im Liegen, sogar im Stehen. Es kommt nur darauf an, was für Sie bequem ist. Denn was eine Freundin aus dem Rückbildungskurs berichtet, muss noch lange nicht für andere Frauen gelten, schließlich sind Oberkörper, Brustgröße, -länge und -dicke, Brustwarzengröße, Brustansatz und auch die Länge der Arme von Frau zu Frau so unterschiedlich, dass sich die eine Mutter beim Stillen im Bett ganz locker auf die Seite legen kann und die Brustwarze genau über dem ebenso entspannt liegenden Baby liegt, die nächste Mutter mit dieser Position gar nicht zurecht kommt, weil die Brüste viel kleiner oder praller sind.

Besprechen Sie sich auch hier mit der Hebamme, oder suchen Sie eine Stillgruppe auf, in der Sie sich austauschen können und professionell beraten werden. Wie auch bei den Möglichkeiten des Tragetuches (davon später noch mehr) bringt eine persönliche und praktische Beratung am meisten, wenn Sie vor Ort mit Ihrem Baby üben können und dabei gleich korrigiert werden.

Der besondere Tipp:

Viele Frauen sind am Anfang so müde und so mit dem Baby beschäftigt, dass sie beim Stillen manchmal vergessen, welche Brust bei der letzten Mahlzeit als erste oder zweite „dran" war, um bei der nächsten Mahlzeit die Reihenfolge zu wechseln. Eine Möglichkeit ist, an den BH-Träger der letzten Mahlzeit ein kleines Schleifchen zu binden. Im Zweifelsfall mit derjenigen Brust anfangen, die sich praller anfühlt.

Vermeidung wunder Brustwarzen

Viele Mütter haben einige Tage nach der Geburt mit wunden Brustwarzen zu kämpfen. Folgende Vorbeugungsmaßnahmen helfen dabei, dass es gar nicht erst so weit kommt:

Überprüfen Sie die Stilltechnik. Das Kind sollte saugen, nicht nuckeln. Nuckeln macht die Brustwarzen wund. Lassen Sie Ihr Kind nur solange an der Brust, wie es auch wirklich trinkt. Richtiges Trinken erkennen Sie an den Schluckgeräuschen und am regelmäßigen Bewegen der Schläfen.

Es ist wichtig, dass das Kind die ganze Brustwarze und einen großen Teil des Warzenvorhofes im Mund hat.

Lassen Sie sich verschiedene Stillpositionen von der Hebamme zeigen, und stillen Sie Ihr Kind am Tag in diesen unterschiedlichen Positionen. So wird die Brust nicht einseitig beansprucht.

Wenn Ihr Kind sehr wild und ungestüm auf die Brust zugeht, dann lassen Sie es zunächst an Ihrem kleinen Finger saugen und wechseln erst zur Brust, nachdem es sich ein wenig „abreagiert" hat.

Wann ist das Baby satt? In vielen Krankenhäusern werden den Müttern Stillzeiten angegeben („10 Minuten rechte Brust, 10 Minuten linke Brust!"), die aber nicht unbedingt zu den Trinkgewohnheiten der Kinder passen. Deshalb ist es wichtig herauszufinden, zu welchem „Saugtyp" Ihr Kind gehört: Hektiker, Genießer, Praktiker? Dass Kinder wieder anfangen zu saugen, wenn sie merken, dass die Brustwarze aus ihrem Mund gezogen wird, ist normal. (Lässt man die Brust im Mund, wiederholt sich das Spiel: Sie saugen zwei-, dreimal intensiv und nuckeln dann wieder gemütlich vor sich hin.) Genau das ist der Saugreflex! Trotzdem sind sie satt.

Der besondere Tipp:

Ziehen Sie nie die Warze einfach aus dem Mund, sondern schieben Sie den kleinen Finger in den Mundwinkel. So lässt sich der Unterdruck ausgleichen und die Warze gleitet ohne Strapazen aus dem kleinen Mund.

Verteilen Sie nach dem Stillen etwas Muttermilch auf der Warze und lassen Sie sie an der Luft trocknen. Benutzen Sie Stilleinlagen aus Naturmaterialien (Wolle/Seide), damit Luft an die Brust kommt. Dabei liegt die Seidenschicht (nicht die Wollseite!) an der Brust auf. Waschen Sie die Brustwarzen nur mit Wasser, ohne Seife.

Wunde Brustwarzen und Brustentzündung

Beachten Sie auf alle Fälle alle genannten Maßnahmen für die Vorbeugung! Alle Behandlungen erst nach dem Stillen anwenden, Salben, Öle und Flüssigkeiten an der Luft erst antrocknen lassen!

Wunde Brustwarzen, Risse, Schrunden

Wenn Sie wunde Brustwarzen, Risse oder Schrunden haben, benachrichtigen Sie auf jeden Fall Ihre Hebamme. Sie kann Ihnen, wenn sie Ihnen beim Stillen zuschaut, weitere Tipps geben, passende homöopathische Mittel nennen oder vielleicht auch mit einer Akupunkturbehandlung helfen.

Lassen Sie Licht, Luft und Sonne an die Brustwarzen.

Bewährt hat sich bei vielen Schwangeren auch eine Salbe aus Lanolin (reines Wollwachs), die nach dem Stillen in sehr kleine Mengen (steckkopfnadelgroß) und sehr dünn auf die wunde Brustwarze aufgetragen wird. Manche Apotheken stellen diese Salbe selbst her, es gibt sie jedoch auch unter dem Namen HPA® Lanolin im Handel. Sie brauchen die Salbe zum Stillen nicht entfernen, da sie frei von Parfümen oder anderen Zusätzen ist. Achten Sie nur darauf, die Salbe nicht auf den Warzenvorhof zu geben, da sie sehr fettreich ist und der Kindermund beim Stillen abrutscht.

Tragen Sie eine gute Ringelblumensalbe selten (1–2 x täglich) und dünn auf. Ringelblume ist eine Pflanze zur Wundheilung. Sie muss vor dem nächsten Stillen wieder abgewischt werden.

Tee ist gerbstoffhaltig, Gerbstoffe helfen insbesondere bei „aufgeweichten" („mazerierten") Brustwarzen. Dafür lauwarm angefeuchtete Schwarzteebeutel, z. B. Friesen- oder Assamtee, nach dem Stillen für einige Minuten auflegen.

Die Teereste vor dem nächsten Stillen wieder abwaschen! Keinen Earl Grey oder andere parfümierte Tees verwenden!

Der Stillrhythmus sollte – insbesondere bei wunden Brustwarzen – alle 2 ½ bis 3 Stunden betragen.

Legen Sie bei vollen Milchbrüsten vorher einen warmen Waschlappen auf die Brust und bringen Sie dadurch die Milch zum Fließen.

Der besondere Tipp:

Wenn die wunde Brust als erste Brust bei der nächsten Stillmahlzeit „dran" ist, dann beginnen Sie, zunächst kurz an der weniger wunden Brust zu stillen (1–2 Minuten) und machen anschließend wie gewohnt weiter. Nun ist der erste große Hunger, der erste heftige Saugreiz vorbei, der Milchreflex hat bereits eingesetzt und die Milch läuft schon „von selbst".

Stillhütchen (Silikonaufsätze für die Brustwarzen) bitte nur nach Absprache mit der Hebamme benutzen. Oft werden Stillhütchen von den Müttern zu schnell eingesetzt, weil sie sich davon eine Linderung der Beschwerden und eine Schonung der Brustwarze versprechen. Jedoch ist nicht selten das Gegenteil der Fall: Die Brust wird noch stärker malträtiert, da die Brustwarze beim Saugen in den Silikontrichter „rein und raus rutscht". Durch die Reibung werden die Brustwarzen weiter beansprucht. Die Folge können Milchstau und Brustentzündung sein.

Vorbeugung von Brustentzündung

Es ist wichtig, einer Brustentzündung vorzubeugen. Dafür gibt es einige Ratschläge, die Sie am besten verinnerlichen.

Tragen Sie keinen zu engen BH. Ein falsch sitzender BH kann auch einen Milchstau begünstigen. Beraten Sie sich auch hier mit Ihrer Hebamme. Als allgemeine Empfehlung gilt: Der Umfang (Unterbrustweite) sollte erst nach der 36. Schwangerschaftswoche gemessen werden, die Körbchen sollten noch einmal 1–2 Cups größer sein als in der Schwangerschaft. Bevorzugen Sie für den Alltag BHs ohne Bügel. Eine gute Alternative für den Anfang sind auch Bustiers.

Halten Sie die Brust immer schön warm und schützen Sie sie vor Zugluft. Verwenden Sie Stilleinlagen aus Seide und Wolle.

Wenn die Brust schmerzt: Legen Sie das Kind an, duschen Sie die Brüste anschließend warm ab, dabei leicht in Richtung Brustwarze massieren, anschließend eventuell mit Stillöl (Weleda), einem milden Öl auf Basis von Mandelöl, einreiben. Streichen Sie einige Tropfen Muttermilch auf. Lassen Sie die Brust an der Luft trocknen, oder verwenden Sie eventuell den Föhn.

Schmerzende Brust

Wenn die Brust trotz Vorsichtsmaßnahmen anfängt zu schmerzen, besprechen Sie sich bitte mit Ihrer Hebamme – es gibt eine Reihe von Maßnahmen aus dem Bereich der Naturheilkunde, die man erfolgreich anwenden kann. Dazu gehören Kohlauflagen, Quarkauflagen direkt auf der Haut und Auflagen mit Retterspitz Äußerlich®. Das sollte aber alles abgesprochen werden, am besten lassen Sie sich die Anwendung einmal zeigen.

Informieren Sie die Hebamme auf jeden Fall, wenn die klassischen Entzündungszeichen (Schwellung, Rötung, Schmerz, Fieber) auftreten – je eher, desto besser für eine schnelle Heilung!

Wenn es Ihnen gut tut, die Brust zu kühlen, können Sie Quark einsetzen. Als eine milde Kühlpackung wirkt der Quark, wenn man ihn – wie vom Geburtshaus Essen empfohlen – ca. 0,5 cm dick auf eine zurechtgeschnittene Frischhaltefolie gibt und einschlägt und dann diese Packung auf die Brust legt.

Quark nicht direkt aus dem Kühlschrank nehmen! Keine Anwendung bei Milchstau – Kälteanwendungen auf der Brust bei Milchstau begünstigen eine Brustentzündung!

Milchbildung

Bei den meisten Frauen, gerade bei Erstgebärenden, ist die Milchbildung ausreichend. Wer mehrere Kinder in kurzem Abstand bekommen hat, merkt schon eher, dass wenig Schlaf, ein voller Alltag oder Belastungen mit den größeren Kindern sich auf die Milchbildung auswirken können. Und dann kann man sich plötzlich vorstellen, wie es für die Frauen in Notzeiten gewesen sein muss, wenn für das neugeborene Kind nicht genug Milch kam.

Will man Einfluss auf die Milchbildung oder den Milchfluss nehmen, so gilt generell: warme Anwendungen vor dem Stillen, kühle Anwendungen nach dem Stillen.

Förderung der Milchbildung

Wenn Sie zu wenig Milch haben, dann achten Sie darauf, viel zu trinken. Trinken Sie besonders Kräutertee, Mineralwasser mit wenig Koh-

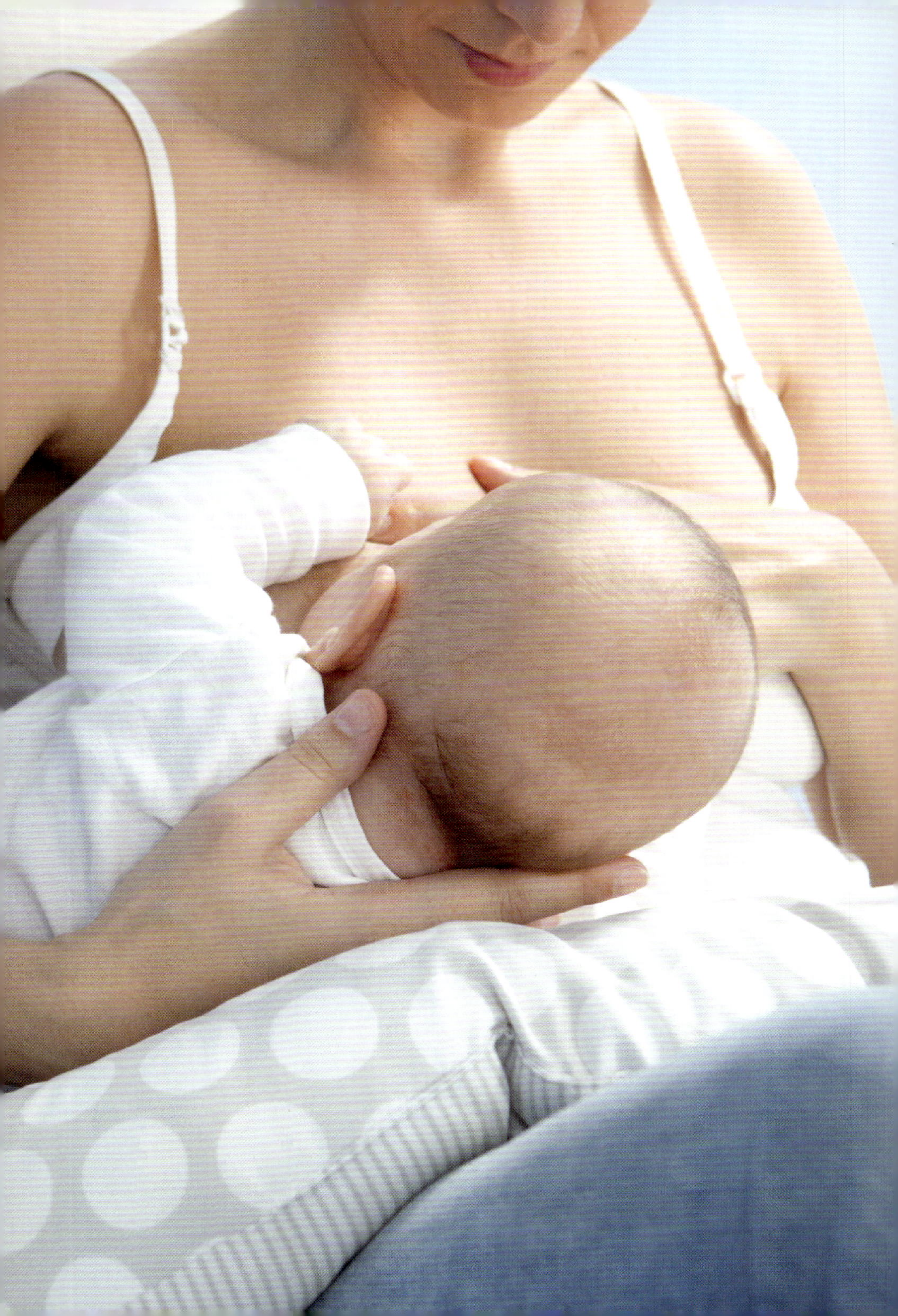

lensäure. Früher hat man Wöchnerinnen gerne ein Glas Malzbier angeboten. Denn Gerstenmalz regt die Milchbildung an. Heute wird der Zuckergehalt kritisch gesehen – wie immer gilt: Die Menge macht's!

Nehmen Sie sich nach der Geburt viel Zeit für sich selbst. Die Hormone, die für die Milchbildung verantwortlich sind, hängen stark von der Psyche ab. Ruhe und Entspannung sind in diesen Tagen sehr wichtig, sorgen Sie also – trotz der Euphorie über das Baby – für wenig Besuch und für Ruhe.

Legen Sie den Säugling – immer nach Bedarf – in den ersten Tagen häufig und kurz an. Beachten Sie dabei die Empfehlungen der Hebamme. Grundsätzlich gilt „Kind (mit dem Gesicht) zur Brust“ und nicht „Brust zum Kind“.

In der Apotheke gibt es das Stillöl (Weleda), mit dem Sie die Brust (nicht die Brustwarzen) einmassieren können. Das Öl pflegt und entspannt die Brust. Es enthält ätherische Öle aus Fenchel und Kümmel. Das Milchbildungsöl, ebenfalls von Weleda, enthält Ölauszüge z.B. aus Arnikablüten und regt Durchblutung und Drüsentätigkeit noch stärker an. Beginnen Sie schon während des Milcheinschusses damit. Auch regelmäßiges Schulterkreisen, Wärme (Rotlicht) vor dem Stillen, oder feucht-warme Kompressen fördern das Stillen.

Besprechen Sie die Einnahme eines Milchbildungstees bitte mit Ihrer Hebamme. Dies ist nicht in jedem Fall sinnvoll. Wer als Mutter schon ohnehin eine gute Milchbildung hat, der braucht auch keinen Tee mehr zu trinken, um die Milchbildung weiter zu unterstützen. Denn sonst kommt es zu einem gegenteiligen Effekt, dem Milchstau.

Der Stilltee der Firma Weleda enthält neben Anis-, Fenchel- und Kümmelfrüchten auch noch Bockshornkleesamen und Zitronenverbeneblätter. Die Zitronenverbene verleiht dem Tee einen angenehmen Geschmack. Der Tee ist empfehlenswert.

Zu viel Milch

Wenn Sie zu viel Milch haben, dann sollten Sie das Kind nicht ganz so häufig anlegen.

Trinken Sie wenig. Trinken Sie vor allem keinen Milchbildungstee oder setzen ein milchbildendes Öl ein!

Salbei- und Pfefferminztee werden traditionell eingesetzt, um überschüssige Flüssigkeiten – beispielsweise Schwitzen, aber eben auch die Muttermilch – zu reduzieren. Trinken Sie den Tee nach Bedarf. Das heißt: Beginnen Sie mit einer Tasse pro Tag und entscheiden Sie dann weiter. Besprechen Sie sich auch hier bitte mit Ihrer Hebamme.

Hinweise zur Dosierung und Anwendung:

1 TL Salbei- oder Pfefferminzblätter in eine große Tasse geben, mit kochendem Wasser übergießen und 5–10 Minuten zugedeckt ziehen lassen, abseihen und trinken. Bitte beobachten Sie die Wirkung und passen die Dosierung und die Trinkmenge gegebenenfalls an.

Wichtig bei Milchüberschuss ist, dass der Druck in den Brüsten abgebaut wird und ein möglicher Milchstau mit anschließender Brustentzündung vermieden wird. Wenn Sie die Brüste vor dem Stillen durch Auflage eines warmen Waschlappens wärmen, dann entspannen sich Blut- und Milchgefäße: Die Milch beginnt zu fließen, und während des Stillens kann auch die andere Brust „ablaufen“, selbst wenn nicht daran gesaugt wird – der Synchroneffekt bei sehr vollen Brüsten.

Nach dem Stillen kann mit einem kalten Waschlappen gekühlt werden. Durch die Kälte ziehen sich die Gefäße wieder zusammen.

Schmerzende Brüste bei Milcheinschuss

Legen Sie das Kind an – selbst wenn's weh tut! Wenn Ihre Brüste beim Milcheinschuss schmerzen, baden Sie sie in warmem Wasser und massieren in Richtung Brustwarze, oder legen Sie feucht-warme Umschläge auf, wenn Ihnen Wärme gut tut. Anschließend können Sie die Brüste mit einem Öl ausstreichen.

Der besondere Tipp:

Der homöopathische Arzt Dr. Markus Wiesenauer empfiehlt das homöopathische Arzneimittel Phytolacca bei Störungen der Milchbildung. Das Interessante bei Phytolacca ist: Je nach Beschwerdebild wird es in unterschiedlichen Potenzen eingenommen.

Dosierung und Anwendung:

Zur Anregung des Milchflusses oder bei Milchstau wird Phytolacca in der Potenz D12 eingesetzt, 2 x täglich 5 Globuli.

Zum Abstillen bzw. damit der Milchfluss versiegt, wird Phytolacca in der Potenz D2 verabreicht, 3–4 x täglich 5 Globuli. Auch sollte das Kind nicht mehr an der Brust saugen.

Bei schmerzhafter Brust, knotiger Verhärtung und Entzündungsneigung wird Phytolacca in der Potenz D6 eingesetzt, 3 x täglich 5 Globuli.

Dosierung bei Besserung reduzieren.

Behandlung einer Dammnaht

Bei der Geburt kann es notwendig sein, dass der Damm geschnitten und genäht wird. Ein ungewöhnliches Gefühl, das einem zunächst

Angst macht und Schmerzen bereitet. Die Naht kann nach der Geburt anschwellen. Für viele Frauen ist es eine Wohltat, eine eingefrorene Oliveneisbinde direkt auf die Naht in die Unterwäsche einzulegen. Wenn möglich, nehmen Sie hierfür normale Damenbinden und geben Sie einen Schuss Olivenöl auf die Binde. Packen Sie die Binden jeweils in kleine Plastiktüten und legen Sie diese in das Gefrierfach, bis sie gefroren sind (dann wieder aus der Tüte herausnehmen und in den Slip einlegen). Die benutzen Binden werden entsorgt.

Sitzbäder werden mit Kamillen- oder Calendulatinktur durchgeführt (15 Tropfen auf 1 Liter Wasser).

Spülen Sie die betroffene Region nach jedem Toilettengang gut ab (mit einer Kanne).

Lassen Sie frische Luft an die Naht, tragen Sie eine Unterhose aus Baumwolle oder Seide und nicht aus Synthetik. Oder erlauben Sie sich immer wieder – vielleicht mit einem langen Rock –, ganz ohne Unterhose herumzulaufen.

Früher empfahl man Frauen mit Dammnaht, auf einem Schwimmring zu sitzen. Davon rät man schon lange ab, weil die Naht auf dem Ring spannt.

Babyblues

Ein „Babyblues“, verursacht durch die Hormonumstellung, die Verarbeitung von Geburt und der Ankunft des neuen Erdenbürgers, ist viel häufiger, als Sie vielleicht denken. 60–80 % der Frauen leiden darunter, und zwar in allen Kulturen. Vor allem Erstgebärende sind davon betroffen. Es ist ganz normal, wenn sich die ganze Anspannung, die sich vor diesem großen Moment angestaut hat, nun löst. Wenn wegen Kleinigkeiten die Tränen kommen. Oder wenn die ganze Situationen einen einfach emotional überfordert und durcheinander bringt. Ich? Mutter? Wie soll das alles werden? Schaffe ich das überhaupt? Ein paar „Heultage" nach der Entbindung sind ganz normal. Und bitte wundern Sie sich auch nicht, wenn Sie in der Zeit nach der Geburt etwas schusseliger oder vergesslicher sind als sonst. Auch das betrifft viele Frauen!

Kennzeichen dieses „Babyblues" sind Grübeln, Empfindlichkeit, Reizbarkeit, Zweifel an sich selbst und der Mutterrolle, aber auch Müdigkeit, Angst und Schlafstörungen.

Bitte beachten Sie: Eine leichte depressive Verstimmung kann in eine Wochenbettdepression übergehen. Dabei handelt es sich um Gefühlszustände, die über das „normale" Maß hinausgehen – und sie sind gar nicht so selten. Jede 10. Wöchnerin leidet darunter. Diese Frauen fühlen sich maßlos überfordert, das Kind ist ihnen fremd. Sie sind traurig, haben Angst bis hin zu Panikattacken, sind verwirrt, unsicher im Umgang mit dem Kind und von Anfang an davon überzeugt, es nicht gut genug versorgen zu können und eine schlechte Mutter zu sein. **Bitte sprechen Sie offen mit Ihrer Hebamme oder Ihrer Frauenärztin, wenn Sie von diesen Gefühlen der Überforderung heimgesucht werden!** Eine professionelle Begleitung hilft Ihnen, den Kontakt zu Ihrem Kind aufzubauen, den Sie selbst so schmerzlich vermissen.

Die Homöopathie kennt zahlreiche Mittel, die bei Stimmungsschwankungen und Niedergeschlagenheit im Wochenbett geeignet sind. Lassen Sie sich von einem in der Homöopathie versierten Therapeuten helfen und beraten!

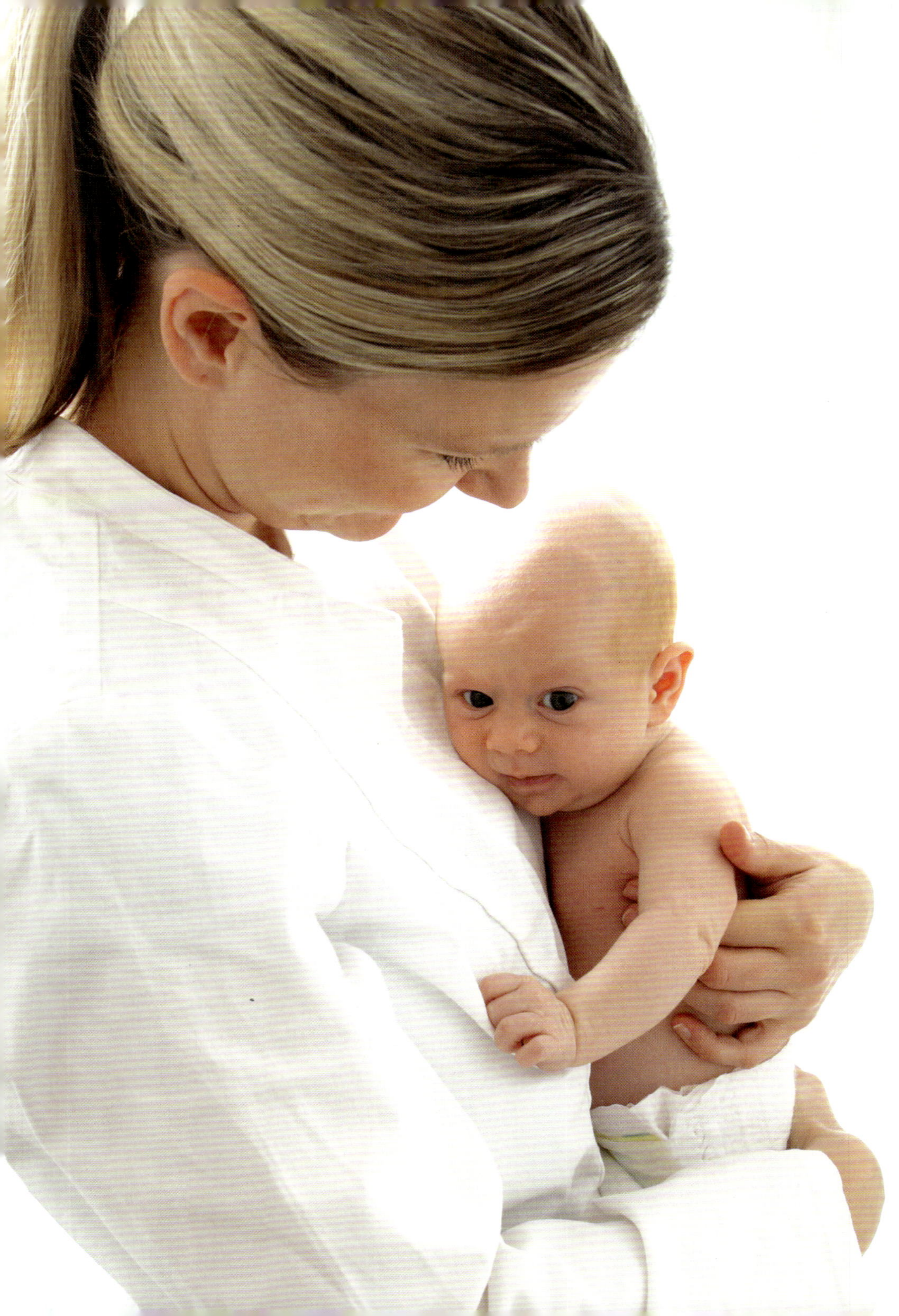

III. RUND UM DAS WOHL IHRES BABYS

Die ersten Lebensminuten

Da ist es, das Kind, auf das Sie so lange gewartet haben. Endlich können Sie es anschauen, berühren, spüren, festhalten, noch darüber staunen, mit welcher Heftigkeit dieses kleine Geschöpf gerade aus seiner Höhle auf die Welt kam. Jetzt können Sie dieses Kind langsam kennen lernen, sich daran gewöhnen, dass dieses kleine Wesen, das Sie in den Armen halten, tatsächlich Ihr Kind ist.

Während Sie gedankenversunken Ihr Kind betrachten, ist die Hebamme schon auf zahlreichen „Kontrollgängen".

Das Abtrennen der Nabelschnur

In den meisten Kliniken wird direkt nach der Geburt abgenabelt. Die Nabelklemme wird gesetzt, vielleicht wird auch der frischgebackene Vater dazu aufgefordert, Mutter und Kind mit dem Schnitt durch die Nabelschnur zu trennen. Die andere, sanftere Variante ist es zu warten, bis die Nabelschnur nicht mehr pulsiert und dann erst abzunabeln.

Der erste Atemzug

Wenn ein Kind auf die Welt kommt, warten alle Anwesenden, vor allem Mutter und Vater, sehnsüchtig auf den ersten Schrei, den ersten Atemzug, der anzeigt, dass das Kind lebt. Im Moment der ersten Atmung wissen wir: Die Lungen haben sich entfaltet. Die Luft, und mit ihr der Lebenshauch, ist eingezogen in diesen kleinen Menschen, der nun seine Lebensreise auf dieser Welt beginnt. Auch wenn der erste Atemzug in den allermeisten Fällen ohne Komplikationen geschieht – so ganz selbstverständlich ist er nicht. Und es zeigt wieder einmal, wie wunderbar die Natur eingerichtet ist, auch für so elementare Ereignisse wie die Geburt, die für das Kind mit gewaltigen Veränderungen einhergehen.

Im Mutterleib wird das Baby über die Nabelschnur mit Sauerstoff versorgt. Die Lungen sind zwar entwickelt, müssen jedoch noch nicht arbeiten. Das Kind atmet quasi über die Plazenta. Weil aber die Lungen des ungeborenen Kindes noch nicht genutzt werden, fließt auch kein Blut durch die Lunge. Stattdessen gibt es im kindlichen Herzen eine Öffnung, die das Blut während der Schwangerschaft direkt vom rechten zum linken Herzen fließen lässt, ohne den Umweg über die Lunge zu nehmen. Entsprechend liegt die Lunge noch im Dornröschenschlaf, die feinen Lungenbläschen sind noch nicht entfaltet, die Blutgefäße vom Herzen zur Lunge und zurück werden noch nicht genutzt.

Mit dem Augenblick aber, in dem das Baby auf die Welt kommt, ändert sich all dies. Sensoren in den Blutgefäßen melden dem Atemzentrum im Gehirn das Ansteigen von Kohlensäure im Blut. Dazu kommt es, weil sich die Blutgefäße in der Nabelschnur zusammenziehen und die Plazenta sich von der Gebärmutterwand ablöst. Sensoren auf der Haut registrieren das Absinken der Körpertemperatur, denn draußen auf der Welt ist es, selbst unter besten Bedingungen, eben doch nicht ganz so kuschelig warm wie im Mutterleib. Das Atemzentrum reagiert auf diese Informationen mit dem Impuls zur Einatmung, damit das Neugeborene seinen ersten, tiefen Atemzug nimmt. Jetzt, in diesem Moment des ersten Atemzugs, entfalten sich die Lungenbläschen. Zum ersten Mal tritt Sauerstoff aus der Einatemluft in der Lunge in die sie umgebenden Blutgefäße über. Jetzt werden diese Blutgefäße „eingeweiht", muss das Blut vom Herzen zur Lunge hin und wieder zurück gepumpt werden. Die Öffnung zwischen den beiden Vorhöfen des Herzens ist nun nicht mehr erforderlich, mehr noch: Sie würde stören. Doch auch hier hat die Natur vorgesorgt: Die Öffnung, auch als *foramen ovale* bezeichnet, schließt sich, ihre Ränder verwachsen.

Früher wurde bei der Geburt ein Klaps auf den Po gegeben, um das Neugeborene zu erschrecken und damit den ersten Atemzug zu provozieren. Heute wird der Übergang von der mütterlichen Geborgenheit auf diese Welt sanfter gestaltet. Schließlich muss ein Kind nicht schreien – sondern atmen. Nur bei den neuen Erdenbürgern, die sich dabei etwas zu viel Zeit lassen, wird ein klein wenig nachgeholfen.

Der Apgarwert

Innerhalb der ersten Minuten nach der Geburt stellen sich Atmung und Kreislauf auf die neue Situation ein: eine enorme Umstellung innerhalb des Kreislaufsystems des Babys. Es ist ganz normal, wenn das Baby direkt nach der Geburt eher blass, ja geradezu graublau aussieht. Aber das ändert sich rasch, und das Baby entwickelt eine gesunde, rosige Gesichtsfarbe.

Von der Hebamme oder dem Arzt werden verschiedene Zeichen für den Zustand des Babys mit maximal je zwei Punkten beurteilt, nämlich

- Atmung
- Muskeltonus
- Herzfrequenz
- Reflexe
- Hautfarbe

Im Untersuchungsheft finden Sie diese Werte addiert unter dem Begriff „Apgar“ die Abkürzung steht dabei für die Anfangsbuchstaben der englischen Begriffe *appearance* (Erscheinung, steht hier die Hautfarbe), *pulse*, *grimace* (steht für die Reflexe), *activity* und *respiration*. Ein Wert von 10 (5 x 2) bedeutet demnach: „Alles in Ordnung.“

Das erste Saugen

Ein außergewöhnlicher Augenblick ist es, wenn das Kind nach der Geburt die Mutter anschaut, dieses kleine, zarte Wesen, schmatzend den Mund bewegt – und dann ist die Brustwarze in seinem Mund verschwunden: Das Kind saugt. Bis auf wenige Ausnahmen funktioniert dieser Saugreflex – und wie! Wohl kaum eine Mutter ahnt, welche Kraft ein solch kleines Kind hat. Auch viele Väter konnten sich schon selbst von dem überraschend kräftigen Saugen an Nase, Ohr und auch Brust überzeugen, wenn sie nach einer Kaiserschnittgeburt mit ihrem Kind auf die Mutter gewartet haben.

Die Käseschmiere

Die so genannte „Käseschmiere" auf der Haut des Babys besteht aus Eiweiß und Fett. Sie bildet eine Art zweite Haut, eine zusätzliche Schutzhülle, die dem Baby hilft, sich an die neue Umgebung, die neuen Lebensbedingungen zu gewöhnen. Deshalb ist es empfehlenswert, die Käseschmiere nach der Geburt nicht abzuwaschen, da sie die zarte Babyhaut schützt, pflegt und nährt.

Besonders wichtig: Körperwärme!

Wie schön kuschelig, geborgen und warm war es im Mutterleib. Wie kalt kann es draußen sein, mit kalter Luft, hellem Licht, ohne die enge Hülle. Wir Erwachsenen haben uns schon so sehr daran gewöhnt. Aber die Neugeborenen?

Sie sehnen sich nach Wärme, nach Kontakt, nach Geborgenheit. Sie mögen auf dem Bauch der Mutter oder des Vaters liegen – und genießen es besonders, die Mutter oder auch den Vater möglichst nah zu fühlen, zu riechen.

Reif für die Fahrt nach Hause?

Welch intensive Gespräche gibt es unter werdenden Müttern über die Frage, wo die Geburt stattfinden soll! Das Für und Wider von Klinikgeburt, ambulanter Geburt, Geburt im Geburtshaus oder Hausgeburt werden diskutiert. Und langsam findet jede Frau, jedes Elternpaar eine Lösung, mit der man sich wohl fühlt, bei der genau die Vorteile, die die getroffene Entscheidung bietet, in der eigenen Prioritätenliste obenan stehen.

Ein Richtig oder Falsch gibt es nicht. Genau das Gleiche gilt für die Frage, ob man direkt nach der Geburt, am nächsten Tag oder vielleicht noch später nach Hause zurückfährt. Entscheidend ist, wo Sie als Mutter sich wohl fühlen – denn an diesem Ort wird alles besser „laufen", auch die Milch. Die Vorteile des Krankenhauses sind sicherlich die professionelle Versorgung von Kind und Mutter. Gerade wenn zuhause ein oder mehrere Kleinkinder warten, genießen manche Mütter den Aufenthalt im Krankenhaus bis zum letzten Tag. Andere Mütter wollen möglichst schnell wieder nach Hause: Im eigenen großen Bett, in der Ruhe der häuslichen Umgebung fühlen sie sich besonders wohl und geborgen. Die Krankenhausatmosphäre macht sie nervös, vielleicht auch, mit anderen Frauen in einem Zimmer zu sein. Und der Vater kann intensiver und rund um die Uhr mit dabei sein, als dies in den meisten Klinken der Fall ist. Was in Ihrem Fall für Sie das Beste ist – das allein entscheidet über den Zeitpunkt der Heimkehr.

Wenn Sie allerdings bereits vor der Entbindung planen, danach möglichst schnell nach Hause zurückzukehren – und bei dieser Entscheidung auch nach der Geburt bleiben, sollte hier alles gut vorbereitet sein. Das Gleiche gilt, wenn sich nach der Geburt das Bedürfnis einstellt, das Krankenhaus zu verlassen: Auch jetzt sollte die Zeit bleiben, die Heimkehr von Mutter und Kind vorzubereiten.

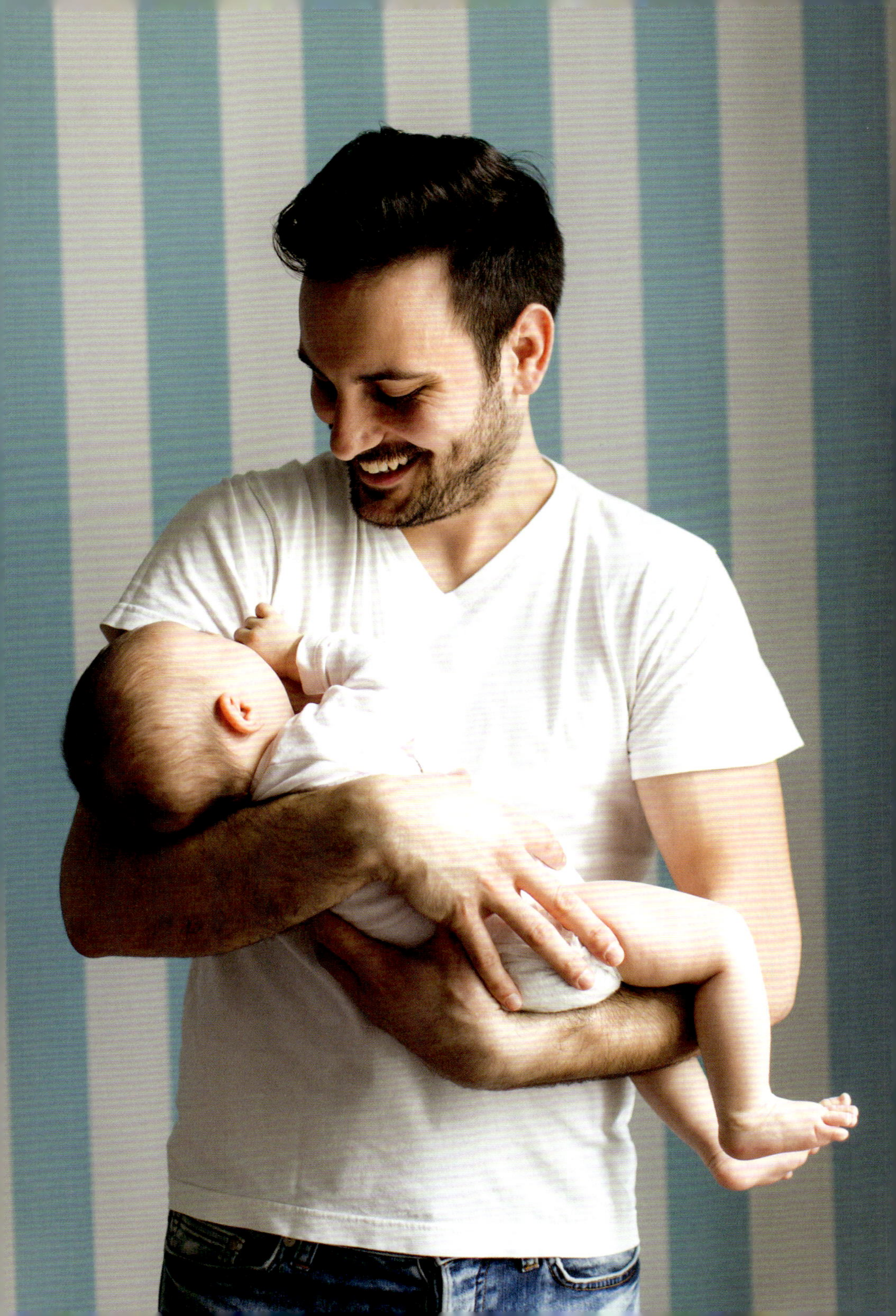

So sollten Sie dafür sorgen, dass Sie nicht noch ältere Kinder oder Haushalt zu versorgen haben, sondern dass sich der Vater, eine Freundin, die Mutter oder eine Verwandte, möglichst jemand, der Erfahrung hat, den Haushalt kennt und Ihnen sympathisch ist, darum kümmert. In Einzelfällen kann auch eine Haushaltshilfe beantragt werden, die die Krankenkasse bezahlt – sprechen Sie mit Ihrer Hebamme darüber.

Außerdem ist es ratsam zu klären, ob der behandelnde Kinderarzt für die anstehende Vorsorgeuntersuchung zwischen dem 3. und 10. Tag nach Hause kommt. In den ersten Tagen sollte nach einer ambulanten Entbindung immer jemand zu Hause sein, falls Ihnen beim Aufstehen oder beim Gang auf die Toilette schwindelig wird, falls das Baby gerade aufwacht, wenn Sie sich duschen oder falls das Telefon klingelt, wenn Sie gerade stillen. Kümmern Sie sich daher möglichst noch vor der Geburt oder vom Krankenhaus aus darum, wie diese Tage geregelt sind.

Ausstattung

Ganz wichtig und für die unterschiedlichsten Situationen universal einsetzbar sind viele, viele Spuckwindeln!

Babybekleidung

Die Kleidung Ihres neugeborenen Kindes sollte aus natürlichen Materialien bestehen. Suchen Sie außer der Erstausstattung (Größen 50/56 und 60) auch größere Kleidung aus: Erstens wachsen Säuglinge schneller, als man mit dem Kaufen oder Organisieren von Kleidung nachkommt, zweitens hat jedes Kind gerne ein wenig Beinfreiheit.

Kinderzimmer

Was Babys überhaupt nicht mögen, ist Reizüberflutung im Kinderzimmer, im Bett oder in der Wiege. Geblümter Stoff, ein Mobile, eine Holzperlenrassel, ein Entchen, ein Teddy mit Spieluhr ... all das ist zu viel der Liebe. Ruhe und Klarheit sind hier wichtig. Vor allem aus umweltbiologischer Sicht sollten Sie Möbel oder Spielsachen aus Naturstoffen den Vorzug geben. Weniger ist manchmal mehr.

Bett

Das Gleiche gilt für das Bett. Wie wäre es mit nicht oder wenig gemustertem Stoff im Bettchen und einem leichten, dünnen Wiegenhimmel – erforderliche Stangen gibt es in jedem guten Babygeschäft zu kaufen –, der das Kind vor hellem Licht, Lichtflackern und sonstiger Unruhe abschirmt.

Es ist wichtig, dass in dem Bett eine schadstofffreie Kindermatratze liegt, um mögliche Risiken für die Gesundheit zu meiden, ebenso sollten natürliche Materialien für Bettdecke und -wäsche verwendet werden.

Um das Risiko für einen Plötzlichen Säuglingstod zu reduzieren, wird geraten, im Bett auf Schaf- oder Lammfelle zu verzichten, vor allem aber auch auf Kissen, Decken, Schmusetiere, Umpolsterungen (Nestchen) etc. Wichtig ist eine gute Luftzirkulation, deshalb ist von einem Nestchen, aber auch von einer Gummiunterlage abzuraten.

Günstig ist ein Schlafsack mit Trägern oder Ärmeln.

Als wichtige Ursache für einen Plötzlichen Säuglingstod wird eine Überwärmung des Säuglings angenommen. Daher wird heute geraten, auf alles, was diese Überwärmung fördert, zu verzichten. Als ideale Raumtemperatur beim Schlafen werden 16–18 °C angegeben. Das Babybett sollte nicht direkt in der Sonne oder neben der Heizung stehen. Das Kind sollte nicht, entgegen früherer Meinung, zu warm angezogen werden. Allerdings berichten manche Hebammen inzwischen auch davon, dass aufgrund dieser Warnungen Neugeborene zu dünn angezogen sind. Ob ihr Baby „wohltemperiert“ ist, können Sie an der Hautfarbe sehen. Das Gesicht sollte rosig sein, nicht jedoch gerötet oder schwitzig. Die Temperatur fühlt man am besten im Nacken oder vorne am Dekolleté. Die Hände können ruhig ein wenig kühler sein als der Kopf, sollten aber auch eine rosige Hautfarbe haben. Sie werden jedoch bald merken, gerade im Vergleich mit anderen Kindern, dass manche Kinder schneller auskühlen, andere eher warm sind.

Wickelplatz und Pflegeartikel

Der Wickelplatz sollte hell und freundlich sein. Sehr zu empfehlen ist eine Wärmelampe (möglichst mit zwei Temperaturstufen). Sie macht das Wickeln für Ihr Kind angenehm – und für Sie stressfrei. Auf dem Wickelplatz kann das Baby zu jeder Jahreszeit nackig strampeln, ohne dass erst die Heizung angestellt werden muss. Auch nach dem Baden ist dies ein gemütlicher Platz zum Krabbeln, Massieren, Streicheln, Kitzeln ...

Zum Waschen reicht eine kleine Schüssel für das Wasser, mit vielen Waschlappen. Von Öl- oder Reinigungstüchern ist aufgrund der häufigen Zusätze abzuraten.

Das Licht sollte indirekt sein, installieren Sie also am besten eine kleine Lampe, damit weder das Baby noch Sie selbst geblendet werden. Auf die Pflege werden wir ausführlich an späterer Stelle zu sprechen kommen. Was die Pflegeprodukte angeht, raten wir zu wenig – und wenn überhaupt, dann in sehr hoher Qualität! Das bedeutet: Natürliche Öle oder Salbengrundlagen, natürliche Zusatzstoffe. Auch auf dieses Thema gehen wir noch genauer ein.

Kindersitz

Der Kindersitz für das Auto sollte leicht zu tragen und zu handhaben sein. Bedenken Sie, dass Ihr Kind auch in Wintersachen genug Platz haben sollte. Falls der Sitz am Anfang zu groß ist, gibt es Sitzverkleinerer.

Informieren Sie sich über alle Produkte zunächst in den Zeitschriften test (Stiftung Warentest) oder Ökotest bzw. bei den Verbraucherzentralen der Region.

Tragetuch und Tragehilfen

Wahrscheinlich werden Sie schon überlegt haben, ob Sie das Baby mit einem Tragetuch oder einer anderen Tragehilfe vor dem Bauch oder auf dem Rücken transportieren möchten. Unsere Empfehlung: Lassen Sie sich nicht von der Meinung anderer oder einem Trend zum Tragetuch überrumpeln. Die Erfahrung zeigt: Nicht jede Frau hat es gerne, ein Kind viel am Körper zu tragen. Manchen ist es einfach zu nah, andere bekommen schnell Rückenschmerzen, gerade wenn sie schon einen „angeschlagenen" Rücken haben. Und nicht jedem Baby gefällt es im Tragetuch. Andere Mütter – und Babys – sind total begeistert vom Tragen, finden das praktisch und handlich. Nicht selten schwört dabei jede auf „ihre" Tragehilfe. Das ist leicht nachzuvollziehen – schließlich hat jede Tragemöglichkeit ihre Vor- und Nachteile.

Daher sollten Sie vor jeder Anschaffung zunächst einmal ausprobieren, wie Sie und das Baby mit Tragetüchern und Tragehilfen aus dem Bekanntenkreis zurechtkommen. Wie beispielsweise ein Tragetuch gebunden werden kann, lernen Sie am besten von Ihrer Hebamme, in einer Müttergruppe oder in einem guten Laden, in dem die verschiedenen Bindemöglichkeiten demonstriert werden.

Platz zum Schauen

Ältere Babys haben gerne einen Platz zum Schauen. Das hat Zeit. Es reicht, den kleinen Kindern erst im Alter von acht Wochen die „große weite Welt“ vorzustellen. Dazu bietet sich eine dicke Decke, auf den Boden gelegt, an. So können die Kinder sich umsehen (in diesem Alter sehen sie noch nicht sehr weit, sondern in etwa nur den Bereich des eigenen Aktionsradius), aber sie liegen flach und sicher und können mit dem „Muskeltraining“ beginnen. Dabei können Sie, wenn vorhanden, ein Stillkissen um das Baby herumlegen, um es vor Zugluft zu schützen. Nicht erforderlich sind Wippen und andere „Haltegeräte“. Sie schränken die Babys in ihrer Bewegung ein und sind deshalb für die motorische Entwicklung eher ungünstig.

Körperliche Besonderheiten

Gewicht

Durch die „Fastenzeit“ der ersten 1–2 Lebenstage und die eiweißreiche, aber noch fettarme Ernährung durch die Muttermilch, nimmt das Neugeborene zunächst einmal ca. 10 %, in seltenen Fällen auch bis zu 15 % des Geburtsgewichtes ab. Das ist normal! Sie brauchen nicht nervös zu werden. Vorzeitiges Zufüttern ist wirklich selten nötig.

Bis spätestens zur zweiten Lebenswoche hat das Kind das Geburtsgewicht wieder erreicht und nimmt von nun an in den ersten drei Monaten ca. 150–200 g pro Woche zu. Bei manchen Kindern kommt man aus dem Staunen nicht heraus und möchte fast denken, die Waage sei defekt. Aber diese kleinen Speckpölsterchen, die sich die Kinder anfuttern, sind nicht nur niedlich anzusehen, sondern bieten auch für eine Erkältung, einen Durchfall oder andere „Durststrecken“ einen guten Vorrat an Energie, so dass Sie sich nicht um das Gewicht sorgen müssen. In den folgenden drei Quartalen kommen zwischen 70 und 140 g pro Woche hinzu.

Ganz selbstverständlich wurde früher die Babywaage genutzt, um kontinuierlich zu überprüfen, wie es um das Gewicht des Kindes bestellt war. Sicherlich sollte man die Frage nach dem Wohlbefinden des Kindes (und das eigene Wohlbefinden) nicht zu sehr von den Ergebnissen der Waage abhängig machen, dennoch gibt eine Waage letztendlich genauen Aufschluss, ob die Ernährung in Ordnung ist. Als kleine Faustregel kann gelten:

- Im Alter von 6 Monaten verdoppelt,
- mit 1 Jahr verdreifacht,
- mit 6 Jahren versechsfacht und
- mit zwölf Jahren verzwölffacht das Kind sein Geburtsgewicht.

Ausscheidungen

Der kleine Verdauungsapparat beginnt zu arbeiten – und das recht schnell nach der Geburt. Der Urin sieht durchsichtig aus, vielleicht entdeckt man in den nächsten Tagen den so genannten „Ziegelmehlurin", der leicht rosa bis rötlich gefärbt ist und darauf hinweist, dass das Kind mehr Flüssigkeit benötigt. Ebenfalls in den ersten Tagen nach der Geburt wird das schwarz-grüne Kindspech ausgeschieden (das sich, wie Sie beim Wickeln feststellen werden, nicht so leicht entfernen lässt). Mit der ersten „vollen" Muttermilch, ungefähr ab dem dritten Tag, ist die Umstellung auch in der Windel sichtbar. Der Muttermilchstuhl ist meist orange oder gelb, er duftet säuerlich, ist breiig und flüssig und breitet sich manchmal schneller aus, als man beim Wickeln wischen kann. Kleine weiße Körnchen im Stuhl brauchen Sie dabei nicht zu beunruhigen: Es handelt sich um unverdautes Eiweiß.

Wie oft die Windel ein „großes Geschäft" enthält, kann ganz unterschiedlich sein, solange die Mutter voll stillt. Der Stuhlgang kann bei jedem Wickeln in der Windel sein, aber auch nur einmal pro Woche. Sogar Pausen von bis zu 10 Tagen gelten als normal.

Flaschenkinder sollten jeden Tag bis mindestens jeden zweiten Tag Stuhlgang haben. Ansonsten regt eine Bauchmassage die Darmtätigkeit an (s. Kapitel „Massage“, „Blähungen“). Bleibt bei Flaschenkindern der 1–2-tägige Stuhlgang aus, sollten Sie auf jeden Fall noch einmal gründlich die Flaschenzubereitung überprüfen (siehe auch das entsprechende Kapitel „Zufüttern“).

Nahrungsaufnahme

Anbieten von Tee

Über das Stillen wurde im letzten Kapitel ausführlich gesprochen. Beraten Sie sich mit der Hebamme, ob Ihr Kind zusätzliche Flüssigkeit benötigt und wann es sinnvoll ist, damit anzufangen.

Die zusätzliche Gabe von Tee ist für die Ernährung zwar nicht unbedingt notwendig, hat aber einige Vorteile: Kinder, die voll gestillt werden, gewöhnen sich an den Sauger und können später einfacher mit Fläschchen gefüttert werden. An heißen Tagen im Sommer ist zudem eine zusätzliche Flüssigkeitszufuhr sinnvoll.

Als erstes Getränk können Sie abgekochtes, abgekühltes Wasser anbieten. Wenn es Tee sein soll, ist Fencheltee empfehlenswert. Er muss schwach zubereitet werden (Anwendung nach Packungsbeilage). Bitte wenden Sie sich hier direkt an die Apotheke, um geeignete Arzneitees zu erhalten – in den letzten Jahren waren gerade Babytees in der Diskussion.

Ein Fencheltee für's Kind sollte eine hellgelbe Farbe haben. Nach der Zubereitung abkühlen lassen: Der Tee darf nur körperwarm sein. Überprüfen Sie

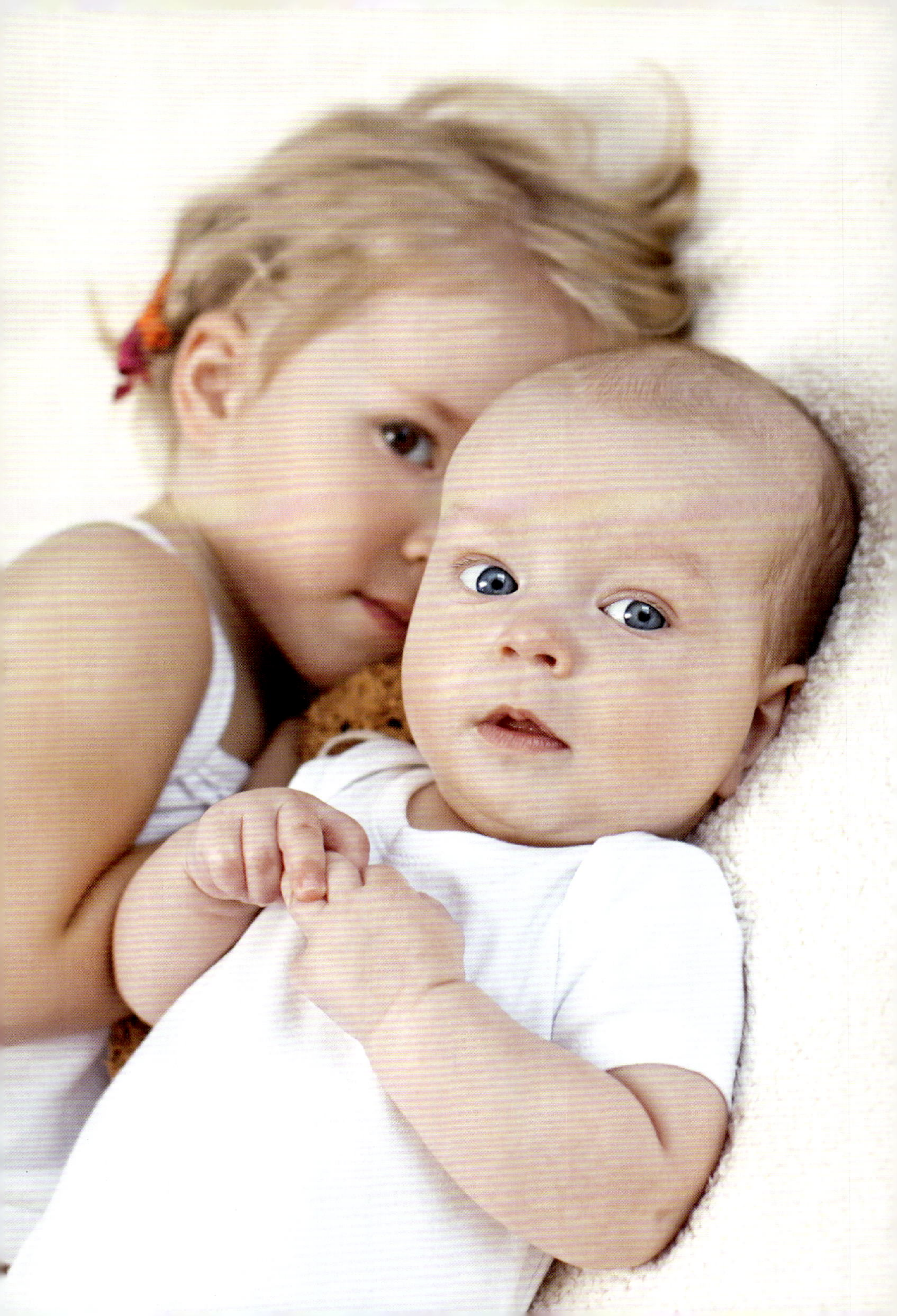

die Temperatur, indem Sie den Tee aus dem Sauger auf Ihr inneres Handgelenk tropfen lassen. Achten Sie auf den Teesauger, das Loch sollte nicht zu groß sein, und der Tee darf nur herauströpfeln.
Bitte süßen Sie den Tee nicht und verwenden Sie vor allem keine gesüßten fertigen Teegranulate oder -pulver. Das Nuckeln am Fläschchen mit zuckrigem Tee ist nicht nur fatal für die Milchzähne, sondern ein erster Schritt in Richtung Suchtentwicklung nach Süßem.

Zufüttern

Die im Handel angebotene Babynahrung ist nach Alter bzw. für bestimmte Bedürfnisse gestaffelt. Die handelsüblichen Milchnahrungen sind der Muttermilch nachempfunden und enthalten alle wichtigen Nährstoffe. So genannte PRE-Nahrung („volladaptiert“) wird bis zur 6. Lebenswoche empfohlen. Sie dient als Muttermilchersatz bei nicht oder teilgestillten Säuglingen und ist relativ dünnflüssig.

Die so genannte „1“er-Nahrung („teiladaptiert“) wird ab der 6. Lebenswoche empfohlen. Die Konsistenz ist sämiger als die der „Pre“-Nahrung. Sie macht länger satt. Ab dem 5. Lebensmonat wird so genannte Folgenahrung empfohlen, die etwas mehr Energie und Eiweiß enthält.

Das Geburtshaus Essen empfiehlt, nur PRE-Nahrung zu füttern und gar nicht auf 1er-Nahrung umzusteigen, auf weitere Folgenahrungen sowieso nicht. Die Kinder sind mit PRE-Nahrung optimal versorgt, es kommen dabei viel weniger Verdauungsprobleme oder Blähungen auf.

Bei machen Kindern wird der Arzt eine Spezialnahrung (HA = Hypoallergen) vorschlagen. Dabei handelt es sich um hydrolysierte Produkte, bei denen die Eiweißkörper stark aufgespalten sind: Nahrungen auf Aminosäuren-Basis oder Soja-Nahrungen. Die Verwendung dieser Nahrungen sollte ausführlich besprochen und ärztlich angeordnet werden! Keine Selbstanwendung! Diese Produkte sind teilweise erheblich teurer, die Mehrkosten werden nach der Vorordnung meist von der Krankenkasse übernommen.

Bei Verwendung von Flaschen und Flaschensaugern sollten Sie folgende Hinweise beachten:

- Bitte nicht am Flaschensauger oder Schnuller selber saugen – dadurch werden nicht selten Krankheitserreger auf den Säugling übertragen (z.B. Pilzsporen, so dass er Soor bekommen kann).
- Die Temperatur des Flascheninhaltes sollte an der Innenseite des Handgelenks überprüft werden, indem man einen Tropfen Milch darauf fallen lässt.
- Getränke nicht nachsüßen.
- Früher wurde empfohlen, Flaschen und Sauger vorzureinigen, zu sterilisieren oder auskochen und danach nicht offen herumstehen zu lassen, sondern mit einem sauberen Küchentuch bedeckt aufzubewahren. Nach neuesten Studien ist das Sterilisieren und Auskochen nicht unbedingt nötig, allerdings ist gerade bei eher schwachen Säuglingen vorbeugen besser als heilen.
- Latexsauger mit etwas Salz vorreinigen.

Achtung Honig!

Honig ist für ältere Kinder und Erwachsene als Süßungsmittel eine gute Alternative zu Zucker. Für Kinder unter einem Jahr aber ist Honig tabu. Für den Säugling werden vor allem der im Honig enthaltene Botulismus-Erreger *(Clostridium botulinum)* und seine Sporen gefürchtet, die ein lähmendes Gift bilden. Bereits kleine Mengen dieser Erreger, die für einen Erwachsenen ungefährlich sind, führen zur Lähmung des Säuglingsdarmes (hartnäckige Verstopfungssymptome!). Schwere neurologische Symptome können die Folge sein.

Kein Honig im ersten Lebensjahr zum Süßen, zur Pflege wunder Brustwarzen oder an den Schnuller!
Informieren Sie rechtzeitig Vater, Geschwister, Oma, Opa und alle Babysitter!
Keine Gefahr besteht, wenn die stillende Mutter selber Honig isst: Die Darmflora der Mutter verhindert die Bildung von Botulinumtoxin.
Keine Gefahr besteht zudem bei industriell hergestellten Nahrungsmitteln mit Honig, da dieser vorschriftsmäßig erhitzt wurde. Nach dem ersten Geburtstag ist der Honig auch für den Kinderbauch kein Problem mehr!

Das Bäuerchen

Das Baby schluckt beim Trinken Luft, egal ob die Milch aus der Brust oder aus der Flasche kommt. Es schluckt besonders viel Luft – und kann sich verschlucken –, wenn die Milch sehr heftig einschießt oder wenn bei der Flasche das Saugerloch zu groß ist. Die Luft im Magen wandert, wenn sie nicht mit einem ordentlichen Rülpser wieder abgegeben wird, mit der Milch in den Darm und verursacht Blähungen und Krämpfe der Darmmuskulatur. Damit dies nicht passiert, sollten die Babys nach der Mahlzeit aufstoßen. Das „Bäuerchen" ist wichtig und hilfreich (allerdings nicht so wichtig, dass Sie beispielsweise das Kind wecken müssen, wenn es nach dem Trinken eingeschlafen ist. Außerdem sollten Sie nicht stundenlang versuchen, ein Bäucherchen zu entlocken – es gibt Kinder, die „bäuern" einfach nicht. Bewährte Positionen, die es dem Kind erleichtern, aufzustoßen, sind:

- Legen Sie das Baby über die Schulter (Windel darunter) und streicheln oder klopfen Sie ihm sanft über den Rücken.
- Legen Sie das Kind bäuchlings über Ihre Oberschenkel, so dass es

einen gewissen Druck von unten gegen den Bauch spürt, und streicheln Sie ihm sanft den Rücken.

- Halten Sie das Baby im Fliegergriff, so dass es bäuchlings auf Ihrem Unterarm liegt.

Körperpflege

Baden

Einmal wöchentlich Ihr Kind zu baden, reicht hundertprozentig – sonst kann die Haut austrocknen.

> Das Geburtshaus Essen empfiehlt, auf Badezusätze zu verzichten. Sie können evtl. etwas Oliven- oder Mandelöl, Milch oder Sahne ins Wasser gießen. Das reicht und ist ganz natürlich!

Es ist durchaus möglich, das Baby nach einem schönen reinen Wasserbad mit etwas Öl zu massieren. Gerade wenn die Haut noch etwas feucht ist, nimmt sie das Öl gut auf.

Übrigens: Was Babys besonders mögen, sind vorgewärmte Handtücher und vorgewärmte Kleidung.

Die tägliche Reinigung

Die tägliche Reinigung sollte möglichst nur mit Wasser geschehen.

Ratsam ist dabei, das Kind nur kurz abzutrocknen und dann – natürlich an einem warmen Platz wie der Wickelkommode mit Wärmelampe – abzuwarten, bis es sich trocken gestrampelt hat. Wenn dann noch eine Babymassage oder etwas Babygymnastik folgen, ist die Säuberungsprozedur optimal verschönt.

Nagelpflege

Die Nägel werden frühestens ab der 6. Woche geschnitten. Wenn die Fingernägel lang sind oder spitze Ecken haben, dann sollten diese Spitzen an den Nägeln ruhig gekürzt werden. Mit einer entsprechenden Schere für Babys ist das nicht schwer und auch nicht gefährlich. Am einfachsten gelingt es, wenn das Kind schläft.

Die Nägel wachsen so unterschiedlich schnell wie die Haare. Bei manchen Kindern kann man alle zwei Wochen die Nägel schneiden, bei anderen ist es nur alle 2–3 Monate notwendig.

Ohrpflege

Ganz wichtig: Den Gehörgang nicht säubern, nur das äußere Ohr mit einem Tuchzipfel sanft auswischen.

Nabelpflege

Im Wochenbett wird die Nabelpflege von der Hebamme durchgeführt. Sie hat auch alles dabei, was für die Nabelpflege notwendig ist!

Bei den meisten Kindern fällt der Nabel innerhalb der ersten zehn Tage ab. In Einzelfällen kann der Nabel bis über drei Wochen brauchen, bis er abfällt. Wichtig ist, darauf zu achten, dass der Nabel trocken ist und der Hautrand sich nicht entzündet. Damit der Nabel austrocknen kann, ist zu empfehlen, das Kind in dieser Zeit erst mal nicht zu baden und stattdessen eine „Katzenwäsche“ durchzuführen.

Hautfalten aller Art

Babys, vor allem die „propperen“ Kinder, haben viele Falten, und mit zunehmendem Gewicht bilden sich immer wieder neue. Beliebte Stellen sind die Achselhöhlen, die Halsfalten und die Falten zwischen den Beinen. Die Haut in den Falten kann sich schnell entzünden, wenn diese eine Zeitlang feucht aufeinander liegen. Deshalb ist es wichtig, auf die Reinigung und Trocknung der zahlreichen Hautfalten besonders zu achten. Wenn die Haut doch wund wird, hilft Calendula als Öl oder Salbe.

Babymassage

Babymassage ist etwas Wunderbares – aber wir möchten Ihnen das nicht „auf dem Papier“ vermitteln, sondern Sie ermutigen, einen Massagekurs zu besuchen.

Öle für die Pflege

Fette Öle, also Nuss-, Samen- oder Fruchtöle wie Sonnenblumen- oder Olivenöl werden in der Kosmetik und Körperpflege gemäß ihren Eigenschaften als Basisöle verwendet. Die wichtigsten fetten Öle für Babys sind Jojoba-, Mandel- und Calendulaöl.

Jojobaöl zieht gut in die Haut ein und hinterlässt kein fettiges Gefühl. Es unterstützt Hautheilungsprozesse (gut bei wunden Popos) und ist geruchsneutral. Jojoaböl wirkt leicht entzündungshemmend und beruhigend.

Mandelöl ist ein nicht zu fettiges, aber gut pflegendes Öl, das sich auch sehr gut mit anderen Ölen mischen lässt. Es ist geeignet für trockene Haut und ideal für die Babyhaut.

Calendulaöl ist ein „Ölauszug“, hier werden die Blüten der Ringelblume (Calendula) in Öl ausgezogen. Die Ringelblume ist wohl die sanfteste aller Hautpflanzen und bestens für die Babypflege geeignet, da sie nicht nur pflegend, sondern auch besonders wundheilend wirkt.

Bei ätherischen Ölen („Aromaöle“) handelt es sich um bestimmte Inhaltsstoffe von Pflanzen. Sie sind für den charakteristischen Geruch dieser Pflanzen verantwortlich und verflüchtigen sich leicht (daher die Bezeichnung „ätherisch“). Ätherische Öle werden durch komplizierte Verfahren, beispielsweise durch Wasserdampfdestillation, gewonnen, wobei in der Regel eine große Menge der Ausgangspflanze verwendet wird. Ein Beispiel: Für das ätherische Öl des Lavendels wird das 100-fache, für das ätherische Rosenöl sogar das 5000-fache Gewicht an Blüten benötigt! Dies bedeutet für die Anwendung, mehr als vorsichtig zu sein und sich immer wieder bewusst zu machen, dass es sich bei den duftenden Ölen wirklich um eine extrem konzentrierte Substanz handelt. Dies gilt insbesondere für Säuglinge. Hier ist es ratsam, bereits gemischte Produkte aus Apotheken zu verwenden.

Besonders empfehlenswert sind die vielen Produkte von Ingeborg Stadelmann, die v.a. in der Bahnhof-Apotheke Kempten erhältlich sind. Auch die Firma Weleda hat eine eigene Pflegeserie für Schwangere und Babys mit fetten und ätherischen Ölen.

Es gibt eine ganze Reihe von ätherischen Ölen, die bei Säuglingen und Kleinkindern auf keinen Fall angewendet werden dürfen. Absolut verboten – auch bei Kleinkindern – sind menthol- und kampherhaltige ätherische Öle. Insbesondere wenn diese Öle im Gesichtsbereich aufgetragen werden, kann es zu gefährlichen Folgen bis hin zum Atemstillstand oder Krampfanfällen kommen. Bei allen ätherischen Ölen gilt die Gefahr der Überdosierung.

Verwöhnen

Nicht nur in der Körperpflege gilt: Verwöhnen Sie Ihr Baby! Vielleicht wurde auch Ihnen schon einmal gesagt: „Du verwöhnst dein Baby doch viel zu sehr." Allen Warnungen zum Trotz glauben wir, dass man bei ganz kleinen Kindern nicht von Verwöhnen sprechen kann. Wenn ein Säugling Hunger hat, dann hat er Hunger, und zwar in diesem Moment, unbedingt und sofort. Es gibt nichts anders mehr auf der Welt als diesen Hunger, dieses furchtbare Gefühl. Wenn das kleine Kind aufwacht und einsam ist, wenn niemand da ist, der es festhält, der es berührt, dann ist die Welt plötzlich leer und kalt. Und so schreit das Kind nach Nähe, es schreit danach, dass seine Wünsche erfüllt, seine Bedürfnisse befriedigt werden. Und der Schmerz, der Hunger, die Einsamkeit gehen erst vorbei, wenn es aufgenommen wird, wenn es eine beruhigende Stimme hört und weiß: „Alles ist gut. Ich bin nicht allein." Und dann vielleicht noch ein bisschen weiter weinen kann, weil der Bauch so drückt.

Mit der Zeit ändert sich so manches. Ab einem gewissen Alter kann sich das kleine Kind erinnern. Es weiß, dass Mama kommt, wenn es ruft. Es weiß vielleicht auch, wie man Mama „rumkriegt". Aber dieses „Taktieren" gilt nicht für den Anfang, nicht für die ersten Monate. Und so kann bei frischgeborenen Babys eigentlich gar nicht von „Verwöhnen" die Rede sein, wenn man auf sie eingeht, wenn man ihre Bedürfnisse nach Bedarf stillt. Ist es nicht vielmehr ein besonders guter Start ins Leben, wenn unsere Kinder am Anfang mit auf den Weg bekommen: „Du wirst gehört. Du brauchst keine Angst zu haben. Alles ist gut."

Diese erste Zeit der bedingungslosen Zuwendung ist unserer Ansicht nach ebenso wichtig, wie es später, wenn die Babys etwa ein halbes Jahr alt sind, notwendig wird, gewisse Grenzen aufzuzeigen, damit die Kinder nicht beginnen, als kleine Egoisten ihre Eltern zu tyrannisieren. Also: Haben Sie keine Sorge, wenn die Oma oder die ältere Nachbarin ein wenig kritisch schauen. Es gibt sicher die eine oder andere, die leise eingesteht: „Wenn ich das so sehe, dann bereue ich, wie wir unsere Kinder früher nach Plan versorgt haben."

Rund um den Schlaf

Der normale Schlafablauf

Traumschlaf (REM) und Tiefschlaf wechseln sich mehrmals in der Nacht ab. Die Schlaflänge und die Gewichtung der einzelnen Schlafphasen sind bei Kindern und Erwachsenen unterschiedlich. So beträgt der Gesamtschlaf bei Neugeborenen ca. 11–23 Stunden, bei Kleinkindern und Erwachsenen jedoch nur noch 8–12 Stunden. Bei Frühgeborenen macht der Traumschlaf noch ca. 80 % der Schlafzeit aus, bei Neugeborenen nur noch 50 %, bei Dreijährigen 33 % und bei Erwachsenen nur noch 25 % der gesamten Schlafzeit. Auch die Schlafstruktur verändert sich mit dem Wachsen. Das Neugeborene fällt zuerst in den Traumschlaf. Ab dem 3. Lebensmonat ist dagegen der Tiefschlaf das erste Schlafstadium, genau wie beim Erwachsenen. Erst mit dem 6. Monat sind alle Stufen des Schlafes vorhanden, jedoch wechseln sich Traum- und Tiefschlaf bei Kindern häufiger als beim Erwachsenen ab. Man spricht hier auch davon, dass der Schlaf „reift".

Das Gehirn ist im Alter von sechs Monaten schon so weit entwickelt und das Schlafmuster so weit ausgereift, dass das Kind elf bis zwölf Stunden am Stück durchschlafen kann!

Der Tiefschlaf findet in den ersten 2–3 Stunden nach dem Einschlafen und kurz in den frühen Morgenstunden statt. Sind die Kinder einmal im Tiefschlaf, sind sie in der Regel nur schwer zu wecken. Nach 1 ½ Stunden ist

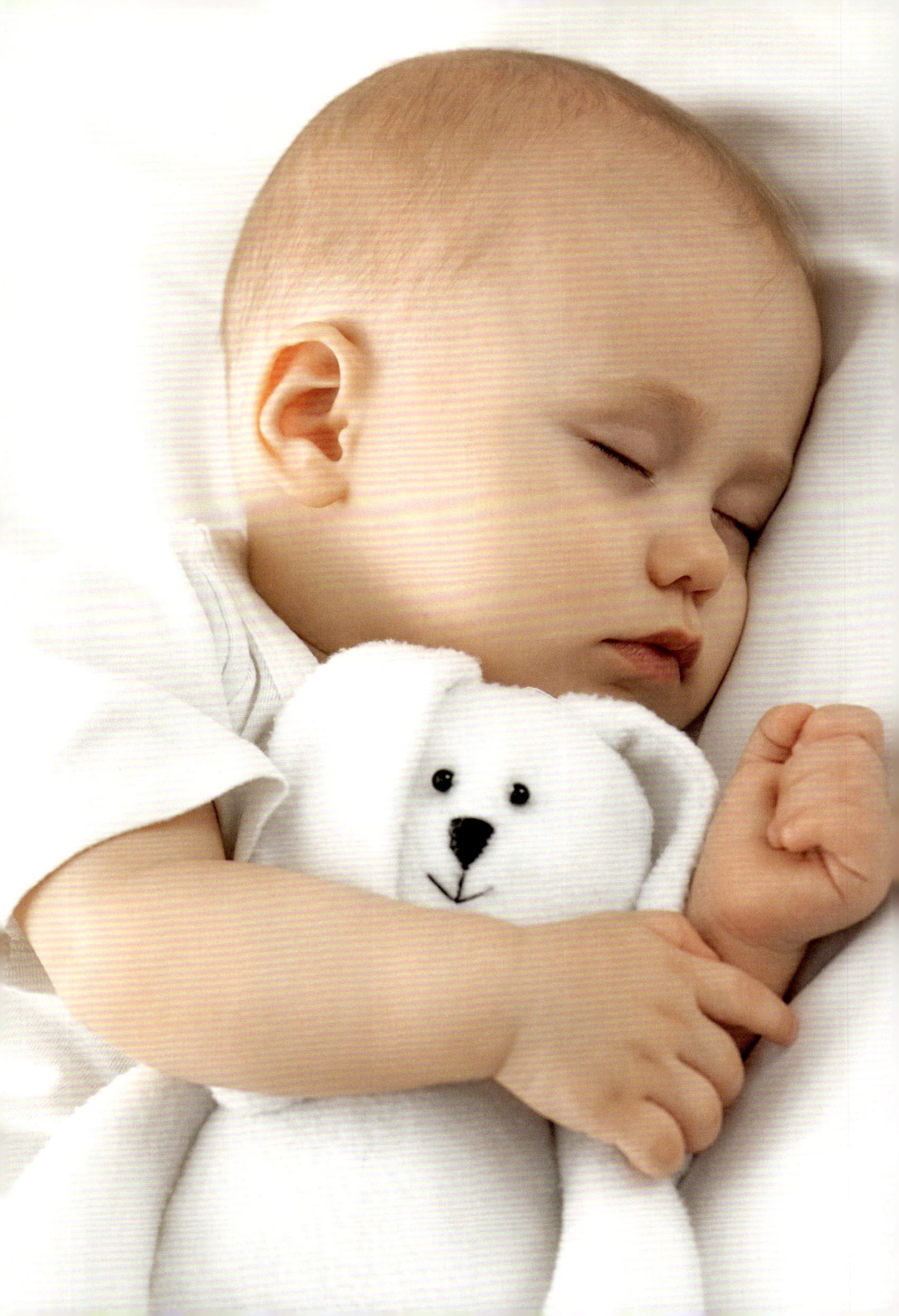

ein erstes Halb-Wachwerden aus dem Tiefschlaf völlig normal. Das Kind scheint zu schlafen und doch gleichzeitig wach zu sein. Es reibt sich die Augen, murmelt unverständliche Sachen, kaut und schmatzt.
Das Aufwachen aus dem leichten Schlaf und dem Traumschlaf findet ca. siebenmal pro Nacht statt. Dass das Kind nach jeder Traumphase kurz wach wird, ist normal.

Was tun, wenn das Baby nicht wieder einschlafen kann?

Man kann nur schwer allgemeine Aussagen darüber machen, was Säuglinge zum Einschlafen brauchen. Manche von ihnen können überall schlafen, andere brauchen wiederkehrende Einschlafrituale wie Streicheln oder Massieren, Summen oder Singen eines Einschlafliedes, einen gleichbleibenden Tagesrhythmus und einen festen Schlafplatz.

Einige Eltern entscheiden sich dafür, dass die Kinder in den ersten Monaten im Elternschlafzimmer schlafen. Es beruhigt sie, den Atem des Kindes zu hören. Für andere Mütter kommt die Schlafmöglichkeit des Kindes im Schlafzimmer überhaupt nicht in Frage, denn sie finden beim Schmatzen, Murmeln etc. selbst keine Ruhe. Abgeraten wird mittlerweile aus Sicherheitsgründen (Plötzlicher Säuglingstod) davon, das Baby im Elternbett schlafen zu lassen. Empfohlen wird allerdings, ebenfalls zur Vorbeugung des Plötzlichen Kindstods, das Baby das erste Lebensjahr über im Elternschlafzimmer, aber in seinem eigenen Bett schlafen zu lassen.

Wenn die Kinder nachts schreien, so ist dies als klare Aufforderung „Stille mein Bedürfnis“ zu verstehen – hier darf und soll gestillt und gekuschelt werden. Vielleicht sind besonders unruhige Nächte auch ein Anlass, über unruhige Tagesabläufe, Kindheitserinnerungen an das Einschlafen/Träumen, Abgrenzen von 1000 gut gemeinten Ratschlägen nachzudenken – und immer wieder zur Ruhe zu kommen, was in unserer Zeit nicht leicht ist. Bücher und Gespräche können Anregung geben, aber wir denken, es ist allen Eltern zu wünschen, dass sie noch den Mut und die Fähigkeit haben, auf ihre eigenen Instinkte zu hören und zu reagieren.

Und noch etwas: Man muss sicherlich zwischen den ersten Wochen und den späteren Monaten unterscheiden, in den der Nachwuchs nicht verzweifelt nach Geborgenheit schreit, sondern bisweilen schlicht gelangweilt mitten in der Nacht nach Unterhaltung verlangt.

Profi-Prophylaxe

Augenprophylaxe

Vom Profi – also von Hebamme oder Kinderarzt – werden in den ersten Stunden, Tagen oder Wochen üblicherweise bestimmte Untersuchungen und Maßnahmen durchgeführt, die Sie sicherlich interessieren. Dazu gehört eventuell eine Augenprophylaxe (Gabe von Augentropfen zur Vorbeugung einer Bindehautentzündung, die durch den Kontakt des kindlichen Auges im Geburtskanal mit Gonokokken, dem Erreger der Geschlechtskrankheit Gonorrhoe / Tripper, verursacht werden). Heute ist die Behandlung nur mit Einverständnis der Eltern möglich. Neben bzw. anstatt den Silbernitrattropfen werden mittlerweile in der Klinik auch andere Medikamente, beispielsweise Breitspektrum-Antibiotika (Tetracyclin- oder Erythromycin) zur Prophylaxe eingesetzt. Eine weitere Möglichkeit ist die Anwendung von Polyvidon-Jod.

Ultraschalluntersuchung der Hüfte

Eine Ultraschalluntersuchung der Hüfte ist erst für die U3 nach 3–6 Lebenswochen eine Standarduntersuchung, aber von vielen Kliniken wird sie schon in den ersten Tagen nach der Geburt durchgeführt. Sie dient der Diagnose einer Hüftluxation. Dies bedeutet, dass die Hüftpfanne nicht ausreichend ausgebildet ist. Mit einem geringen Aufwand – das Kind wird eine Zeitlang breit gewickelt – lassen sich daraus resultierende Erkrankungen vorbeugen.

Neugeborenen-Screening

Beim Neugeborenen-Screening handelt es sich um einen Bluttest, mithilfe dessen auf eine Reihe von angeborenen Stoffwechsel- und Hormonstörungen untersucht wird. Ist der Test in einem der Testfelder „positiv", d. h., gibt es den Verdacht auf eine Erkrankung, werden die Eltern und die Hebamme direkt vom Labor benachrichtigt, der Test wird wiederholt. Sie können dann mit der Hebamme oder dem Kinderarzt erforderliche Maßnahmen besprechen. Die Blutuntersuchung wird bei Neugeborenen im Alter von 36 bis 72 Lebensstunden durchgeführt, also in etwa am 3. Lebenstag. Das Blut wird aus der Ferse des Babys entnommen. Damit sich das Blut leichter abnehmen lässt, sollten die Eltern dem Kind vorher besonders dicke Wollsocken anziehen und die Füße möglichst anwärmen – durch ein Kirschkernkissen oder dadurch, dass das Kind (im Bett unter einer Decke) mit nackten Füßen auf den nackten Oberkörper der Mutter gelegt wird, so dass die Füße durch die Körperwärme angewärmt werden. Wenn dies immer noch nicht ausreicht, stellt man das kleine Füßchen in ein warmes Wasserbad. So fließt das Blut leichter auf den Teststreifen, und die Tränen bei Mutter und Kind halten sich in Grenzen.

Neugeborenen-Hörscreening

Von 1.000 Neugeborenen leiden zwei bis drei Kinder unter einer behandlungsbedürftigen Hörstörung. Die Untersuchung gehört mittelweile zum Leistungskatalog der Krankenkassen. In manchen Kliniken zählt diese Untersuchung zum Standard, sonst wird sie häufig auch vom Kinderarzt durchgeführt. Der Test ist sinnvoll, da rechtzeitig entdeckte Schwerhörigkeit beispielsweise Entwicklungsstörungen der Sprache verhindern kann. Von den auffällig getesteten Kindern ist jedoch nur ein geringer Teil tatsächlich schwerhörig, da der Test sehr sensibel ist. Lassen Sie sich daher von einer Testauffälligkeit nicht allzu sehr beunruhigen. Weitere Kontrolluntersuchungen bringen hier meist Klarheit.

Kinderarzt

Die Wahl des Kinderarztes

Ihr Kinderarzt wird in den nächsten 10, 12 Jahren ein wichtiger Ansprechpartner sein, wenn es um Ihr Kind geht. Bei einem Kinderarzt zu bleiben (falls man nicht umzieht), hat große Vorteile, er oder sie kennt das Kind, seine Entwicklung und seine Art, mit Krankheiten umzugehen. Und sich bei einem Kinderarzt gut aufgehoben zu fühlen, gibt zudem ein außerordentliches beruhigendes Gefühl in Phasen großer Sorge und Anspannung. Deshalb sollten Sie viel Wert darauf legen, einen Arzt zu finden, mit dem Sie zufrieden sind. Und so lohnt es sich, darüber nachzudenken, worauf es Ihnen besonders ankommt. Es ist wichtig, dass Sie mit den Maßnahmen, die Ihr Arzt anrät, einverstanden sind. Hier gibt es jedoch viele verschiedene Richtungen. Um herauszufinden, welche Richtung er oder sie vertritt, bietet es sich an, über Fragen zu sprechen, bei denen die individuelle Behandlungsstrategie sichtbar wird, z. B. über das Thema Impfen. Wichtig ist natürlich auch, ob eine Zusatzbezeichnung bzw. Kenntnisse im Bereich Homöopathie / Naturheilverfahren vorliegen und ob er oder sie Hausbesuche macht.

Wahrscheinlich werden Sie erst im Laufe der Zeit sehen können, ob Sie mit dem Arzt oder der Ärztin Ihrer Wahl klarkommen. Manche Ärzte sind so beliebt, dass ständig das Telefon besetzt ist, keine Termine mehr zu haben oder die Wartezeiten immens lang sind. Sie werden merken, wie der Arzt mit dem Kind umgeht, wie er mit ihm spricht, es anfasst. Ob er oder sie sich Zeit nimmt, Ihre Fragen in Ruhe und verständlich beantwortet, Sie ernstnimmt. Wie er oder sie mit Ihnen umgeht, wenn Sie abweichende Vorstellungen haben, Sie von sich aus über anstehende Untersuchungen informiert. Und so weiter.

Wir würden immer zu einem Kinderarzt raten, der die Zusatzbezeichnung Naturheilverfahren/Homöopathie hat und sich in diesen Methoden gut auskennt. Denn gerade Kinder sprechen sehr gut auf diese Verfahren an. Viele Erkrankungen des Kindesalters kann man mit naturheilkundlichen Methoden und homöopathischen Arzneimitteln in den Griff bekommen. Dies gilt insbesondere, wenn in Ihrer Familie oder der Familie des Vaters allergische Erkrankungen auftreten und die Wahrscheinlichkeit, dass auch Ihr Kind unter Allergien, unter Heuschnupfen oder Neurodermitis leiden könnte, allein durch die Erbanlagen hoch ist. Diese chronischen Erkrankungen erfordern ein ganzheitliches Behandlungskonzept, in dem sich Empfehlungen zur Lebensführung mit einer kompetenten Behandlung ergänzen.

Fragen an den Kinderarzt

Gerade „Erstlingseltern“ haben viele Fragen an den Kinderarzt, z. B.:

- Wann muss ich mit meinem Baby ins Krankenhaus oder den Notarzt rufen?
- Welche vorbeugenden Maßnahmen sind in Deutschland üblich?
- Wofür ist Vitamin K gut?

- Und wofür ist Vitamin D erforderlich? Soll ich meinem Kind Vitamin D geben oder gibt es alternative Präparate?
- Soll ich meinem Kind Fluor geben?

Wir möchten Ihnen hier einen Ratgeber von Dr. Christian Lucae empfehlen. Er ist Facharzt für Kinderheilkunde mit Zusatzbezeichnung Homöopathie und Naturheilverfahren mit eigener Praxis in Baldham bei München. Christian Lucae hat 100 Fragen, die er tagtäglich in seiner Praxis hört, gesammelt und ausführlich beantwortet. Der illustrierte Ratgeber spannt den Bogen von der Vorbeugung in den ersten Lebenswochen des Säuglings über Mandel-, Mittelohrentzündung und Magen-Darminfekte bis hin zu Unfällen, Neurodermitis und ADHS. Das Buch soll Eltern als Leitfaden durch die ersten Lebensjahre des Kindes dienen. Christian Lucae – *Wadenwickel oder Fieberzäpfchen?* – 100 Fragen an den homöopathischen Kinderarzt. Essen: KVC Verlag 2016.

Impfen

Das Thema „Impfen“ wird viel diskutiert und bietet häufig Anlass zu Kontroversen. Das Spektrum reicht von den Impfbefürwortern, die eine Impfpflicht fordern, über die „Individualimpfer“, die nach eigenen Prinzipien vorgehen, bis hin zu den Impfgegnern, die eine Immunisierung komplett ablehnen. Innerhalb dieses Spannungsfeldes gestalten sich eine persönliche Orientierung und individuelle Entscheidung oft nicht leicht. Nichtsdestotrotz ist es nicht verkehrt, sich bereits in der Schwangerschaft Gedanken dazu zu machen, da die eigene Haltung zum Impfen nicht zuletzt einen Einfluss auf die Wahl des Kinderarztes hat.

Es ist weder möglich noch sinnvoll, eine pauschale Einschätzung zu Impfungen zu geben. Sie sollten jedoch wissen, dass jeder Arzt, der Impfungen durchführt, dazu verpflichtet ist, den Erziehungsberechtigten ein persönliches Beratungsgespräch anzubieten. Achten Sie auch darauf, dass in den letzten 14 Tagen vor dem Impftermin bei Ihrem Kind keine fieberhaften, akuten Infektionen aufgetreten sind und dass gerade kein Infekt „umgeht".

Kranke Kinder, Kinder mit Behinderungen

„Hauptsache, das Kind ist gesund": Das wünschen sich alle Eltern vor der Geburt. Natürlich spielt jede Mutter im Kopf durch, was wäre, wenn irgendetwas nicht ganz „normal" ist. Allerdings ist es fast unmöglich, sich darauf vorzubereiten. Und bedeutet in gewisser Weise das Kinderkriegen ganz allgemein nicht genau das: den Abschied von einem Leben, in dem man alles unter Kontrolle hat? Abschied von einem Leben, in dem man alles alleine entscheiden kann. Wenn man Kinder bekommt, lässt man sich auf das Wagnis des Lebens ein, und darauf, dass nunmehr mindestens ein weiterer Mensch darüber mitentscheidet, wie es weitergeht, ob es einem gut geht oder nicht.

Ganz besonders gilt dies, wenn ein Kind krank oder behindert ist. Wenn plötzlich Aufgaben anstehen, mit denen man vorher nicht gerechnet hat, wenn die Weichen des eigenen Lebens, der eigenen Zukunft umgestellt werden, ohne dass man selbst gefragt wurde.

Manche Eltern fragen sich selbst immer wieder, ob sie etwas verkehrt gemacht haben und erheben Vorwürfe gegen sich selbst. Manche hadern mit diesem Schicksal und sind verbittert. Andere Eltern haben, nach einer Zeit der Trauer, der Wut, der Angst, die Situation akzeptiert. Sie haben akzeptiert, dass wir unser Leben viel weniger in der Hand haben, als wir glauben. Dass von einem auf den anderen Tag alles anders sein kann. Sie haben genau dieses Kind und das Umgehen mit seiner Besonderheit letztendlich als eine Aufgabe verstanden, der sie auch einen Sinn für ihr eigenes Leben zuschreiben können – und haben die Schönheit, Einzigartigkeit und besonderen Fähigkeiten genau dieses Kindes lieben gelernt. Viele Mütter, auch wenn sie vorher eher passiv waren, sind plötzlich engagiert und verantwortungsvoll, erkundigen sich nach Selbsthilfemöglichkeiten und Kontakten. Zu diesem Kind zu stehen, das nicht der Vorstellung von einem „normalen" Kind entspricht, zuhause, im Freundeskreis, in der Öffentlichkeit, führt bei etlichen Müttern – auch bei vielen Vätern – zu einer Auseinandersetzung mit den Ansprüchen unserer Gesellschaft, mit den eigenen Prioritäten, führt zu einem „Aussieben" von Verwandten und Freunden, die man in dieser Situation noch einmal ganz neu kennen lernt.

Die Carstens-Stiftung hat von 1995–2003 ein Projekt zur Homöopathie im Kinderkrankenhaus gefördert, das so erfolgreich war, dass nach Ablauf der Förderung die Kosten für die Stelle der homöopathischen Kinderärztin von der Krankenkasse übernommen wurden. Die Erfolge der homöopathischen Behandlung waren verblüffend, auch bei Frühgeborenen, Kindern mit Gehirnschäden oder Erbkrankheiten. Die Selbstheilungskräfte konnten durch das richtig gewählte Mittel so positiv beeinflusst werden, dass die Entwicklung der Kinder im Vergleich zu den nicht homöopathisch behandelten Kindern sehr günstig war.

Auch die anthroposophische Medizin oder die Osteopathie sind Therapieverfahren, die z. B. Kindern, die an einem Geburtstrauma leiden, zu außerordentlichen Entwicklungsfortschritten verhelfen. Nutzen Sie, wenn Ihr Kind schwer krank ist oder eine Behinderung hat, die Möglichkeiten der Komplementärmedizin, um es optimal zu fördern. Suchen Sie einen naturheilkundlich oder homöopathisch ausgerichteten Kinderarzt.

Beispiel Down-Syndrom

Das Down-Syndrom (Trisomie 21) ist eine Chromosomenfehlbildung, bei der das Chromosom 21 drei- statt zweifach vorliegt. Die Wahrscheinlichkeit einer Trisomie beträgt 1:800, was sie zur häufigsten chromosomalen Erkrankung macht. Weltweit gibt es fünf Millionen Betroffene. Heute weiß man, dass die Entwicklung der Kinder entscheidend vom Umgang und der begleitenden Therapie abhängt. Mittlerweile werden Menschen mit Down-Syndrom im Durchschnitt 60 Jahre alt.

Die Komplementärmedizin kann entscheidend zur Entwicklungsförderung von Kindern mit Down-Syndrom beitragen. Zahlreiche Ärzte haben beispielsweise zu der homöopathischen Behandlung von Kindern mit Down-Syndrom publiziert und weisen darauf hin, dass die betroffenen Kinder ihr Entwicklungspotenzial besser ausschöpfen können. Auch bei den hier häufigen Beschwerden kann die Homöopathie helfen.

Die Angst vor dem Plötzlichen Säuglingstod

Der Plötzliche Kinds- oder Säuglingstod, auch Sudden Infant Death Syndrome (SIDS) genannt, ging in den vergangenen Jahren zwar stark zurück, gibt aber nach wie vor viele Rätsel auf. Man spricht vom Plötzlichen Säuglingstod, wenn ein gesundes Baby ohne erkennbare Ursache, in der Regel während des Schlafes, stirbt. Die meisten Kinder sterben im Alter zwischen zwei und vier Monaten.

Man weiß bis heute nicht genau, was dahinter steckt, hat aber verschiedene Theorien und daraus entsprechende Verhaltensmaßnahmen entwickelt, die das Risiko deutlich senken. Erfreulicherweise geht die Zahl der Todesfälle in den letzten Jahren stetig zurück.

Die wichtigsten Regeln werden in der „3-R-Faustregel" zusammengefasst: Rückenlage – rauchfrei – richtig gebettet!

Die Bundeszentrale für gesundheitliche Aufklärung spricht folgende Empfehlungen aus, die Sie teilweise schon aus den vorherigen Kapiteln kennen:

- Legen Sie Ihr Baby im ersten Lebensjahr grundsätzlich zum Schlafen auf den Rücken.
- Verwenden Sie einen Schlafsack (nicht zu groß) und keine Decke. Wichtig ist hier, dass der Halsumfang des Schlafsackes nicht größer ist als der Kopf des Kindes, damit es nicht hineinrutschen kann. Die richtige Länge des Schlafsacks berechnet sich aus der Körpergröße minus der Kopflänge des Kindes plus 10–15 cm zum Wachsen und Strampeln. Der Schlafsack sollte vor allem nicht zu breit sein, damit sich das Kind darin nicht verwickelt.
- Legen Sie kein Kissen, kein Fell, keine weiche Umpolsterung (Nestchen), keine Stofftiere ins Bett, keine kleinen Teile, die verschluckt werden können. Auch Wärmflasche oder Heizkissen gehören nicht ins Babybett. Prüfen Sie an Stirn oder Nacken, ob Ihr Baby schwitzt. Wenn ja, ziehen Sie ihm etwas aus – auch wenn es schläft.
- Legen Sie eine feste, luftdurchlässige Matratze ins Babybett.
- Lassen Sie das Baby im Elternschlafzimmer, aber nicht im Elternbett schlafen.
- Verzichten Sie auf das Rauchen in der Schwangerschaft. Achten Sie auf eine rauchfreie Umgebung. Rauchen ist ein sehr starker Risikofaktor für den Plötzlichen Säuglingstod.
- Stillen Sie möglichst 4–6 Monate lang. Nach dem Abstillen wird empfohlen, dem Kind einen Schnuller anzubieten, da auch Schnullerkinder besser geschützt sind.

Als Warnzeichen, die einen Arzttermin erforderlich machen, gelten:

- wenn Ihr Baby um den Mund oder im gesamten Gesicht blau wird, im Schlaf ungewöhnlich stark schwitzt oder auffallend blass ist (starkes Schwitzen bedeutet: Die Kleidung ist bei Raumtemperatur so stark durchnässt, dass sie gewechselt werden muss),

- wenn Sie bei Ihrem Kind im Schlaf Atempausen von über 15 Sekunden beobachten oder kürzere Atempausen, die mit starker Blässe oder blauen Lippen einhergehen,
- wenn sich bei Ihrem Baby auffallende Flecken auf der Haut zeigen,
- wenn sich Ihr Kind schwer wecken lässt,
- wenn Ihr Baby häufig erbricht, sich verschluckt oder Probleme beim Trinken hat,
- wenn Ihr Baby ohne erkennbare Ursachen Fieber hat oder die Nahrung verweigert,
- wenn Ihr Baby auffallend schrill schreit und sich nicht beruhigen lässt.

(Quelle: www.kindergesundheit-info.de)

Als eine der Autorinnen dieses Buches möchte ich, Annette Kerckhoff, mich an dieser Stelle mit meiner persönlichen Geschichte an Sie wenden. 1993 starb mein drittes Kind Hannah-Marie Josefine im Alter von 5 Wochen am Plötzlichen Säuglingstod. Danach war nichts mehr wie zuvor. Der Weg ins Leben zurück war nicht einfach, aber ich glaube, sagen zu können, dass ich mit dem Tod meiner kleinen Tochter heute gut leben kann.
Mir hat damals jemand gefehlt, der eine solche Situation kennt – einfach nur ab und zu zum Reden. Sollten Sie jemand kennen, der mit dem Verlust des eigenen Kindes leben lernen muss, oder sogar selbst betroffen sein – scheuen Sie sich nicht, sich mit mir in Verbindung zu setzen:
E-Mail: a.kerckhoff@naturundmedizin.de

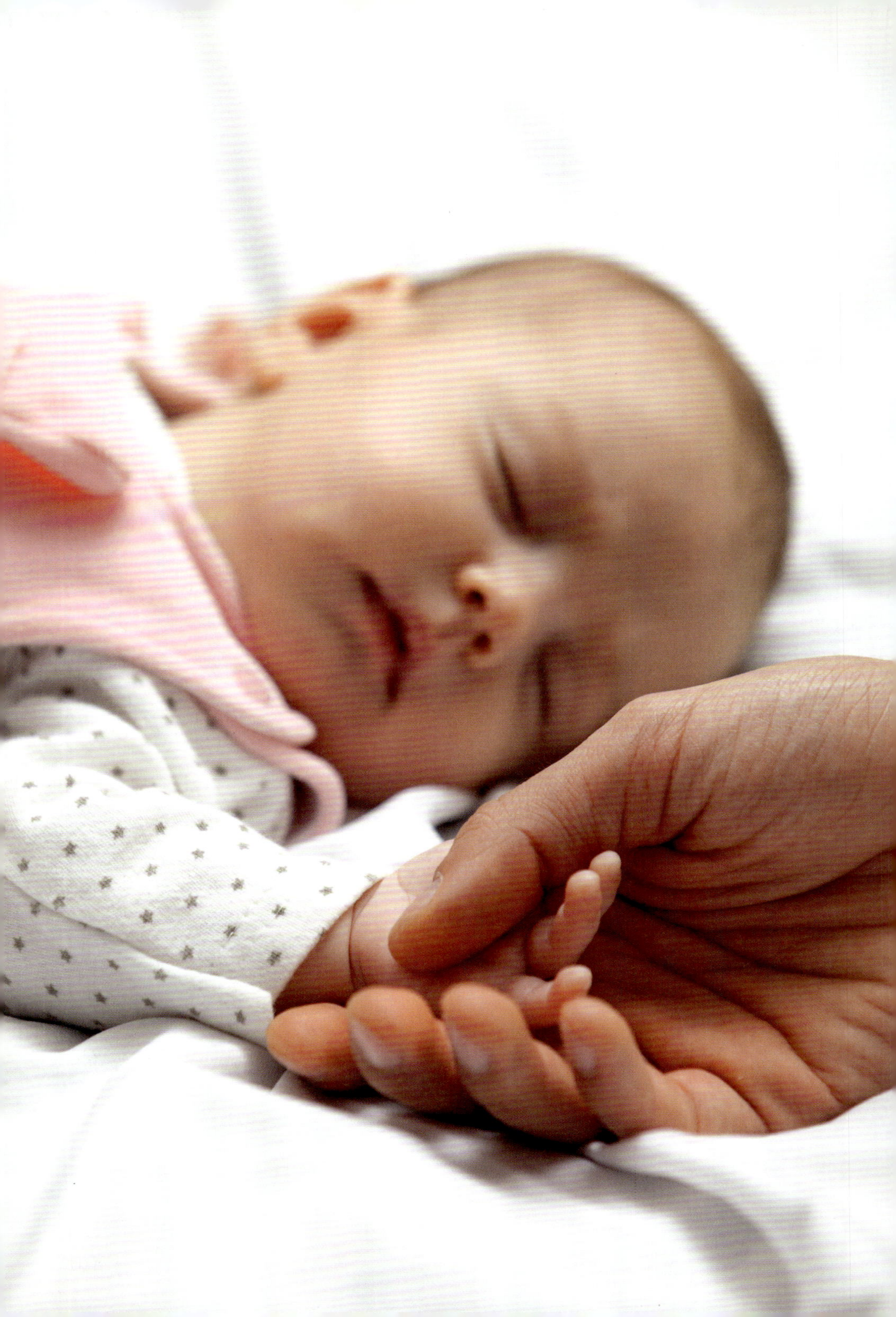

IV. BESCHWERDEN IHRES BABYS VON KOPF BIS FUSS

Die Neugeborenen-Gelbsucht

Eine Gelbsucht wird auch als Ikterus bezeichnet. Der Neugeborenen-Ikterus, der Sie zunächst nicht beunruhigen sollte, beruht auf gewissen „Anlaufschwierigkeiten" des kleinen Organismus, den gelben Farbstoff Bilirubin abzubauen. Wie kommt es dazu? Im menschlichen Körper werden rote Blutkörperchen, die alt oder geschädigt sind, in der Milz abgebaut. Bei diesem Abbauvorgang entsteht der gelbe Farbstoff Bilirubin, der in der Leber weiterverarbeitet und anschließend über Galle und Darm ausgeschieden wird. Während der Schwangerschaft werden im kindlichen Organismus rote Blutkörperchen zwar bereits abgebaut, das anfallende Bilirubin wird jedoch gleich über die Plazenta ins mütterliche Blut abgegeben und nicht über Leber und Darm des ungeborenen Kindes ausgeschieden.

Nach der Geburt ist die Leber bei einer Reihe von Kindern mit dieser Stoffwechselarbeit noch überlastet, und der Farbstoff Bilirubin wird in der Haut abgelagert. So haben die Kinder eine gelblich-orange Hautfarbe. Früher verwendete man kleine Farblineale, die an die Babynasen gehalten wurden, um den Bilirubinwert abzuschätzen. Heute gibt es elektrische Handgeräte, die die Gelbfärbung der Haut messen. Auch viele Hebammen haben solche Geräte in der Tasche und bei der Nachsorge dabei. Zusätzlich zur Gelbfärbung der Haut können folgende Symptome auftreten:

- Gelbfärbung des Augapfels
- Schläfrigkeit, Schlappheit
- Geringe Ausscheidung

- Das Kind trinkt wenig.
- Das Kind spuckt viel.

Wenn die Neugeborenen-Gelbsucht ab dem dritten Tag auftritt, die Gelbfärbung eher mäßig ist und die Bilirubinwerte im Toleranzbereich liegen, spricht man von einer „physiologischen" Gelbsucht, dies bedeutet so viel wie „natürliche" Gelbsucht. Allerdings kann die Gelbsucht auch innerhalb kurzer Zeit dramatisch zunehmen, sie kann früher und intensiv auftreten. Dies sollten Sie wissen – vor allem, wenn Sie eine ambulante Entbindung in Erwägung ziehen.

Worauf Sie achten sollten:

- Auf jeden Fall ist eine Betreuung durch eine Hebamme erforderlich (insbesondere, wenn Sie ambulant entbunden haben), um die Gelbsucht kompetent zu überwachen. Die Hebamme wird sich beim Stillen davon überzeugen, dass das Kind gut trinkt, und sie wird sich nach der Ausscheidung des Kindes erkundigen. Dafür ist es – gerade, wenn man unsicher ist – sinnvoll, die Windeln aufzubewahren. Außerdem wird die Hebamme das Kind in regelmäßigen Abständen wiegen.
- Das Baby sollte möglichst oft gestillt werden (alle 2–3 Stunden), so dass das Bilirubin schneller ausgeschieden wird. Dafür kann es auch nötig sein, dass ein schläfriges Kind zu den Stillmahlzeiten geweckt wird.

  Stress sollte vermieden werden, er belastet die Leber. Dies bedeutet auch: Empfangen Sie nur ruhigen Besuch. Wenn die Milch nicht kommt oder nur spärlich rinnt.
- Vorteilhaft ist zudem, das Kind an einem hellen Ort schlafen zu lassen, weil das Sonnenlicht sich günstig auf den Stoffwechsel auswirkt. Natürlich ist es für das Kind gut, wenn es sich an der frischen Luft oder am geöffneten Fenster aufhält. Um die Gelbsucht zu be-

handeln, ist es bereits ausreichend, wenn es – bei geschlossenem Fenster – im Tageslicht liegt. Außerdem sollte man das Kind warm halten (Mütze, Wollsocken, Wollhose!), ebenso den Wickelplatz (Wärmelampe). All diese Maßnahmen entlasten den kleinen Organismus, so dass er seine gesamten Kraftreserven dafür einsetzen kann, den Leberstoffwechsel allmählich in Gang zu bringen. Ob die Mutter einen leberanregenden Tee trinken sollte, muss die Hebamme entscheiden.

- Bei sehr hohen Werten, bei einem besonders schläfrigen oder schlappen Kind muss das Neugeborene möglicherweise stationär aufgenommen werden. Diese Situation tritt glücklicherweise sehr selten ein, insbesondere wenn die Mütter und Väter durch Vorgespräche gut informiert sind und selbst bei beginnender Neugeborenen-Gelbsucht eine Verschlechterung durch umsichtiges Verhalten abwenden können.
- Manche Hebammen arbeiten eng mit einem Kinderarzt zusammen, und es besteht die Möglichkeit, ambulant eine UV-Behandlung, in der das Kind mit UV-Licht bestrahlt wird, durchzuführen.

Der besondere Tipp:

Was können Sie als Mutter tun? Nehmen Sie möglichst keine chemisch-synthetischen Medikamente ein (sofern diese nicht ärztlich verordnet sind), da sie ebenfalls die Leber Ihres Kindes belasten. Achten Sie auf eine leberschonende Ernährung mit wenig Fett und wenig Zusatzstoffen. Alkohol ist, das versteht sich von selbst, tabu.

„Schmieraugen"

Manche Kinder leiden unter häufigen Augenentzündungen, die sich in geröteten oder gelblich verklebten Augen zeigen. Die Ursachen dafür können vielfältig sein: Möglicherweise hat Ihr Kind Zugluft bekommen oder sich etwas erkältet, vielleicht ist es nicht mit sauberen Händen angefasst oder gestreichelt worden (Geschwisterkinder immer auf das Händewaschen hinweisen!) oder die Spuckwindel war nicht frisch. Auf all diese Punkte sollte man daher achten. Die Augenentzündung kann verschiedene Schweregrade haben, sie sollte daher von der Hebamme oder dem Kinderarzt begutachtet werden.

Es gibt eine Reihe homöopathischer Arzneimittel, die bei Augenentzündungen eingesetzt werden können und die Ihnen der Arzt oder die Hebamme verordnen können.

Ganz wichtig: Auch wenn Sie diese Maßnahme schon von Ihrer Großmutter kennen – bitte keine Spülungen mit abgekochtem Kamillentee anwenden! Die winzigen Blütenblätter am Blütenköpfchen der Kamille können nicht vollständig abgefiltert werden und reizen das Auge weiter. Außerdem entstammt die Kamille einer Pflanzenfamilie (Korbblütler), bei denen verschiedene Vertreter Allergien auslösen können.

Neigt ein Baby immer wieder zu Entzündungen am Auge, kann dies auch an einem eventuell verengten Tränen-Nasenkanal liegen. Sie können den Tränenkanal ein wenig massieren, indem Sie Daumen und Zeigefinger auf die Nasenflügel des Babys legen (dort, wo beim Erwachsenen die Brille sitzt) und vorsichtig leicht kreisende Bewegungen durchführen. Eine solche Massage können Sie auch durchführen, um die Tränensekretion und die Befeuchtung des Auges anzuregen.

Verstopfte Nase

Wie kriegt man ihn heraus aus der Nase, diesen kleinen Popel, der dem Baby das Leben schwer macht, den Schlaf stört und beim Saugen nervt. Die empfindliche Nase des Säuglings mit gezwirbelten Taschentüchern oder gar Ohrstäbchen säubern zu wollen, ist ganz verkehrt.

Manche Mütter entwickeln einen falschen Ehrgeiz. Das Popelchen, das vielleicht gerade auf dem Weg nach draußen war, wird durch äußerliche Manipulationen wieder in den Nasengang hineingeschoben und hängt dann weiter oben fest. Bitte unternehmen Sie hier nichts, sondern beraten Sie sich mit Ihrer Hebamme.

Der besondere Tipp:

Wenn Ihr Kind öfter unter Schnupfen und einer verstopften Nase zu leiden hat, dann besorgen Sie sich Engelwurzbalsam aus der Bahnhof-Apotheke in Kempten. Er besteht aus Engelwurz, Majoran, Thymian, Johanniskraut in Olivenöl, Bienenwachs und Wollwachs und ist zur äußeren Anwendung bei „empfindlicher Schnupfnase" geeignet. Auch die Firma Wala bietet einen Nasenbalsam für Kinder an, der ebenfalls für Säuglinge geeignet ist. Er enthält Perubalsam, Schlehe, Berberitze, Olivenöl, Wollwachs und wird bei Säuglingen im Bereich des Naseneingangs aufgetragen.

Wichtig ist schließlich, in der Wohnung auf eine erhöhte Luftfeuchtigkeit zu achten und dem Kind vermehrt Flüssigkeit anzubieten.

Pickelchen und Storchenbiss

Neugeborenenakne

Durch die hormonelle Umstellung des Babys nach der Geburt bekommen viele Kinder in den ersten Tagen nach der Geburt einen Hautausschlag, der seinen Höhepunkt ca. in der dritten Lebenswoche hat. Die Hautpusteln erinnern stark an die Pubertätsakne – genauso pickelig, nur etwas kleiner.

Wenn diese kleine, vorübergehende Hauterscheinung vielleicht auch die Mama oder den Papa irritiert – die Kinder stört es nicht.

Wichtig ist: Die Haut nur mit klarem Wasser abwaschen und die Ruhe bewahren. Die Pickel verschwinden, wie sie gekommen sind. Auf den einen oder anderen großen Pickel können Sie das Universalheilmittel der ersten Wochen – Muttermilch – tupfen.

Milien

Die weiß-gelblichen Pünktchen auf der Nase (millimeterklein) nennt man Milien. Es handelt sich um vergrößerte Talg- und Schweißdrüsen, die sehr viele Kinder haben. Auch hier gilt: Nichts unternehmen. Das Ganze ist kein Problem und gibt sich mit der Zeit.

„Storchenbiss"

Unter einem „Storchenbiss" versteht man einen geröteten Fleck bei Neugeborenen, der vor allem am Nacken – daher der Name „Storchenbiss" –, im Bereich der Nasenwurzel, der Stirn oder an den Oberlidern auftritt. Dabei handelt es sich um harmlose Gefäßweitstellungen. Sie kommen bei vielen Kindern vor, und verständlicherweise sind die Eltern im ersten Moment oft erschrocken. Dennoch besteht kein Grund zur Sorge: Der Storchenbiss verblasst bis zum 3. Lebensjahr, und man sieht ihn gar nicht mehr (oder nur noch ganz schwach).

Milchschorf

Als Milchschorf werden schorfartige Hautschuppen bezeichnet, die vor allem auf dem Kopf des Kindes („Gneis"), aber auch an den Wangen auftreten können. Dabei kann es zu ganz unterschiedlichen Ausmaßen des Schorfes kommen, von einigen wenigen Schüppchen bis hin zu festen Schuppenplatten am ganzen Kopf. Häufig geht der Schorf im ersten Lebensjahr von ganz alleine weg. Dennoch sollte er auf jeden Fall der Hebamme oder dem Kinderarzt bei der nächsten Vorsorgeuntersuchung vorgestellt werden, um genau zu besprechen, ob überhaupt etwas und gegebenenfalls was zu unternehmen ist.

Eine allgemeine Empfehlung gibt es nicht, gerade weil die Ausprägung so unterschiedlich sein kann. Bisweilen wird empfohlen, die Schuppen mit Öl abzulösen. Handelt es sich jedoch um feste, dicke Schuppen, so kann es sein, dass durch das (gewaltsame) Ablösen die Haut darunter verletzt oder wund wird.

Milchschorf kann das Vorzeichen einer Neurodermitis sein. Auch deshalb ist es wichtig, mit Hebamme oder Kinderarzt zu sprechen und auf eine eventuelle familiäre Belastung hinzuweisen. Gerade wenn in der Familie von Mutter und Vater Krankheiten wie Neurodermitis, Allergien, Asthma oder Heuschnupfen auftreten, ist es wichtig, das Baby im ersten Jahr möglichst allergenfrei zu ernähren und auch selber – wenn Sie stillen – mit der Ernährung im Hinblick auf allergieauslösende Stoffe vorsichtig zu sein.

Wenn Eiter, Fieber oder nässende Hautflächen auftreten, wenn das Baby sich ständig die Haut aufkratzt, bitte sofort den Kinderarzt aufsuchen.

Blähungen

Viele Babys leiden unter schmerzhaften Krämpfen. Warum das so ist, bleibt allerdings häufig offen: Liegt es am unreifen Darm, an dem zu Blähungen führenden Essen, das die stillende Mutter zu sich genommen hat, gibt es noch eine andere Ursache, oder sind vielleicht doch gar nicht die Blähungen am Weinen schuld? Häufig weiß man das nicht so genau.

Meist stellen sich Blähungen zwei bis drei Wochen nach der Geburt ein. Wie Wehen kommen und gehen sie wellenartig. Dabei zieht das Baby die Beine ruckartig an und streckt sie wieder weg. Häufig pupsen die Kinder. Der Bauch ist meist aufgebläht. In solch einer Situation, wenn das Kind mit bis zu stundenlangen Schreien die ganze Familie auf Trab hält, möchte man nur noch eins: die Lösung! Doch leider gibt es kein Patentrezept, und Ausprobieren ist der beste Weg. Was heute hilft, muss sich morgen nicht mehr als das wirksame Mittel herausstellen.

Im Folgenden teilen wir mit Ihnen einige bewährte Hebammentipps.

Wärme entspannt

Dass Wärme entspannt, bedeutet nicht, die Heizung aufzudrehen. Ideal ist vielmehr ein Heizstrahler über dem Wickeltisch. Hilfreich und viel besser als eine Wärmflasche ist ein kleines (!) Kirschkern- oder Traubenkernsäckchen. Die feuchte Wärme der Kerne durchdringt den Bauch des Babys, und das Säckchen passt sich diesem sehr viel besser an. Das Kirschkernsäckchen, das es in Apotheken zu kaufen gibt, wird im Ofen oder in der Mikrowelle erwärmt (bei max. 600 Watt, zusätzlich ein Glas Wasser in Ofen oder Mikrowelle stellen).

Achtung: Genau die Gebrauchsanweisung lesen, damit das Kissen nicht zu heiß wird. Wieder – wie immer bei heißen Anwendungen oder

Flüssigkeiten – am inneren Handgelenk die Temperatur prüfen. Kirschkernkissen mit den Händen etwas „kneten", da sich die heißesten Kerne in der Mitte des Kissens befinden.

Entspannungsbad

Nehmen Sie gemeinsam mit Ihrem Kind ein Entspannungsbad, um die Blähungen zu erleichtern. Wenn Ihr Baby regelmäßige Blähzeiten hat, so ist eine halbe Stunde früher ein guter Zeitpunkt.

Massage

Nach dem Entspannungsbad, aber auch beim Wickeln entspannen Sie den Bauch Ihres Kindes am besten mit einer Massage. Setzen Sie sich dafür entspannt hin und legen das Baby rücklings auf Ihre geschlossenen Oberschenkel, wobei der Kopf in Richtung Ihrer Knie zeigt. Wenn Sie die Beine des Babys anwinkeln und die Füße an Ihren Bauch stellen, ist die Bauchdecke des Kindes entspannt. In der Apotheke gibt es das Baby-Bäuchleinöl der Firma Weleda, das natürliche ätherische Öle von Majoran, römischer Kamille und Kardamom in Mandelöl enthält. Mit dem Öl massieren Sie den Bauch dann in Uhrzeigerrichtung.

Bauchmassage mit Öl und Heilwolle

Optimal ist es, wenn Sie zusätzlich zum Öl eine Lage Heilwolle zum Wärmen auflegen und diese mit der Unterwäsche fixieren. Heilwolle ist ungesponnene Wolle, die man in speziellen Babyläden und im Versandhandel erhält. Die Anschaffung lohnt sich: Schließlich haben auch größere Kinder Bauchschmerzen und eine kleine Bauchmassage mit etwas Wärme, ob nun für das Baby oder für ältere Kinder (oder die Mama), ist immer wieder eine feine Sache.

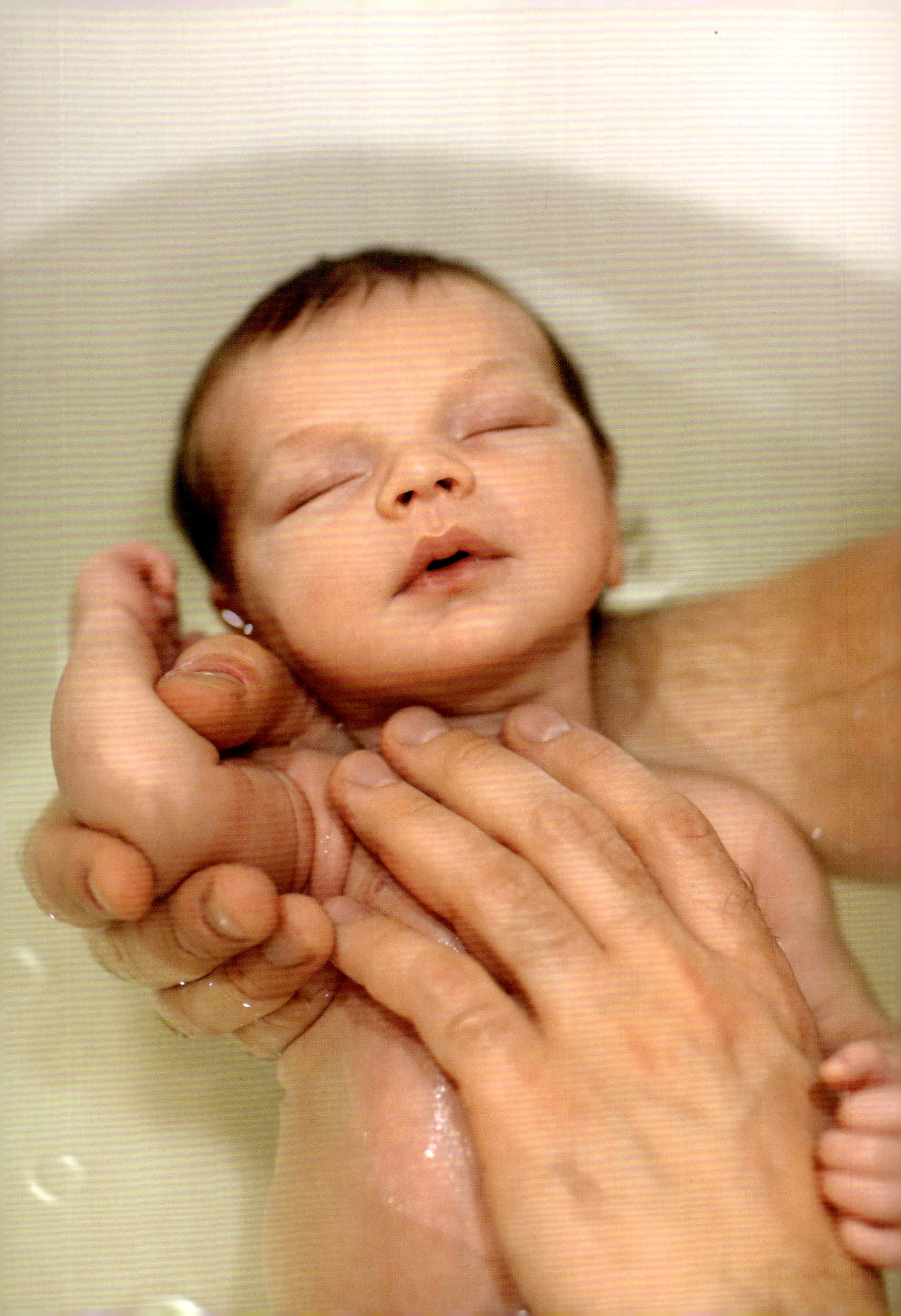

Buchtipp:
Im Ratgeber *Wickel, Auflagen und Kompressen* (KVC Verlag 2016) finden Sie für die ganze Familie viele Einsatzmöglichkeiten. Diese einfachen Methoden beruhen unter anderem auf Erfahrungen der Klinik für Naturheilkunde in Essen, wo sie täglich angewendet werden.

Bauchwehtee

Für Ihr Kind gibt es in der Apotheke spezielle Teemischungen (Anwendung nach Packungsbeilage).

Für die Mutter bietet sich ein Tee aus gestoßenen Fenchel-, Anis- und Kümmelsamen an (vorher die Samen zu gleichen Teilen beim Apotheker mischen und anstoßen lassen und den Tee dann gut verschlossen aufbewahren).

Zubereitung und Dosierung (für die Mutter):
1 TL der Teemischung mit 1 großen Tasse kochendem Wasser überbrühen, zugedeckt 5 Minuten ziehen lassen, abseihen. Beim Stillen geben Sie die Wirkstoffe durch die Muttermilch an Ihr Kind weiter. Schluckweise nach Bedarf trinken.

Fliegergriff

Tragen Sie Ihr Baby im Fliegergriff. Die Abbildung zeigt, wie Sie das Baby halten müssen. Wichtig ist, dass Sie es gut festhalten, damit es nicht an der einen oder anderen Seite herunterkippt.

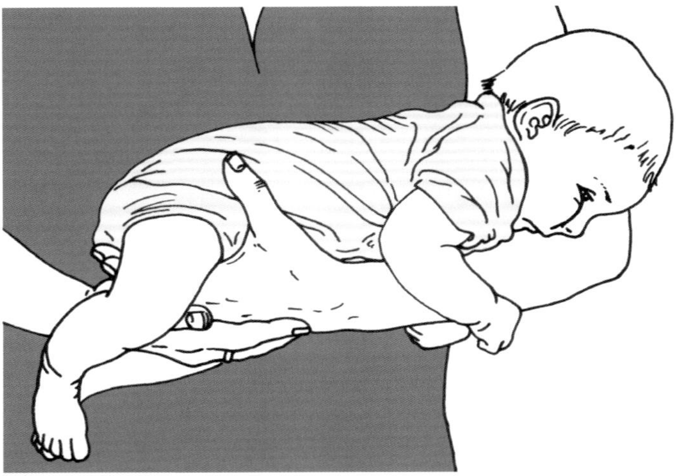

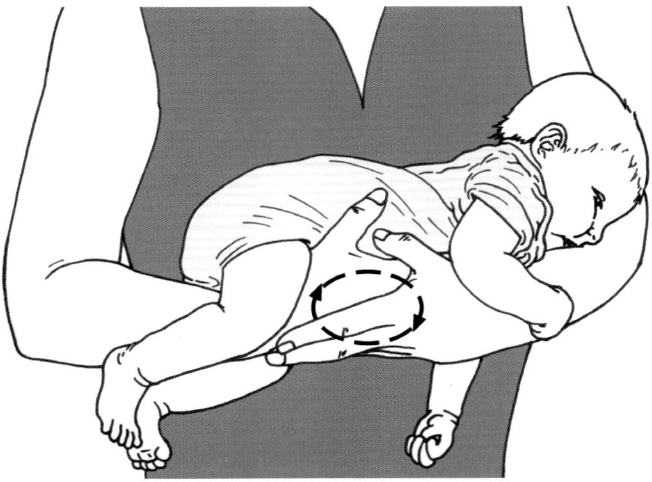

Fußreflexzonenmassage

Wahrscheinlich haben Sie schon gehört, dass es energetische Beziehungen zwischen den Fußsohlen und anderen Körperteilen gibt. Dieses Phänomen ist zwar noch nicht geklärt, dennoch hat die Erfahrung gezeigt, dass die Massage bestimmter Bereiche an der Fußsohle Fernwirkungen auf andere Organe hat. Man spricht auch von einer „reflektorischen" Wirkung, weil sie „wie ein Reflex" funktioniert. Entsprechend heißen die Bereiche an den Fußsohlen Fußreflexzonen.

Die Reflexzonen sind an der Fußsohle in etwa so angeordnet, wie wenn der Körper vom Kopf bis zum Becken in Miniaturausgabe im Fuß stecken würde. An den Zehen ist der Bereich für den Kopf, unter dem Fußballen sind Lunge und Brustbereich. Der Bereich für den Darm, der uns interessiert, liegt in etwa in der Mitte der Fußsohle (s. Abb.). Für die Fußmassage führen Sie mit dem Daumen vorsichtige kreisende Bewegungen im Uhrzeigersinn aus.

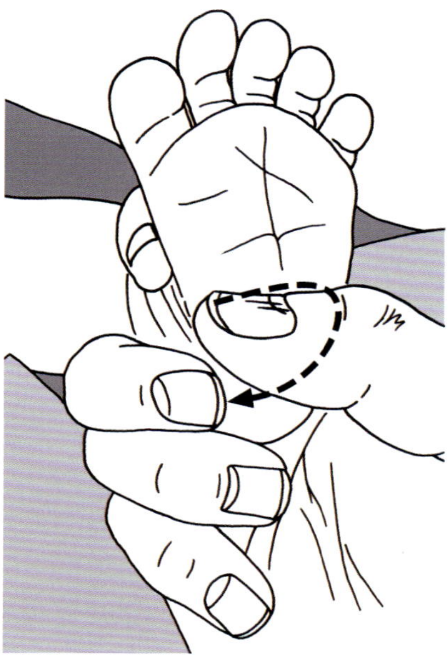

Ernährung der Mutter während der Stillzeit

Durch die Muttermilch können blähende Substanzen auf das Kind übergehen und, gerade wenn der Darm noch nicht ganz reif ist, zu Schwierigkeiten führen. Deshalb sollte unbedingt auf blähendes Essen verzichtet werden. Dazu gehören Kohl, Sauerkraut, Zwiebeln, Knoblauch, Hülsenfrüchte und unreifes Obst. Aber auch Bohnenkaffee, Schwarzer Tee, Apfelsaft, Orangensaft oder Sojadrinks, scharfe Gewürze, Essig, Fertiggerichte oder Vitamin C-haltige Tabletten oder -säfte, außerdem frische Backwaren können zu Blähungen führen oder die Verdauung des Kindes belasten. Letztendlich muss man auch selber ein wenig nachforschen. So kann es bei einer Mutter das Körnerbrot sein, das zu Blähungen beim Kind führt, bei einer anderen der Joghurt.

Gut vertragen werden in aller Regel folgende Lebensmittel:

- Fenchel, Blattsalat, Karotten, Kartoffeln, Kürbis, Rote Bete, Sellerie, Spargel, Spinat
- Reifes Obst
- Nüsse, Rosinen, Datteln
- Sauermilchprodukte, Butterkäse, milder Schaf- und Ziegenkäse
- Brot, das einige Tage alt ist

Die Erfahrung zeigt, dass blähende oder schwerverdauliche Nahrungsmittel häufig Verstärker sind, die Blähungen des Babys aber oft gar nicht in erster Linie an der Ernährung der Mutter liegen, sondern an einem noch nicht voll entwickelten Darm, der noch einiges lernen muss. Meistens ist der ganze Spuk mit 3–4 Monaten vorbei!

Flaschenkinder

Bei Flaschenkindern mit Blähungen kann man der Flaschennahrung ungesüßten Tee zugeben oder zusätzlich füttern. Bitte halten Sie jedoch auch hier zunächst Rücksprache mit der Hebamme.

Wichtig ist die richtige Sauglochgröße, so dass die Kinder nicht zu viel Luft beim Trinken mit schlucken. Um das zu überprüfen, drehen Sie die Flasche um, sie muss regelmäßig tropfen (ca. 2 Tropfen pro Sekunde). Warten Sie nach dem Umdrehen noch kurz, bevor Sie den Tee geben, damit sich durch das Drehen eventuell gebildete Schaumbläschen in der Flasche wieder auflösen können. Das Wasser für die Nahrungszubereitung sollte nicht stark kalkhaltig sein. Indizien für kalkhaltiges Wasser sind weiße Beläge in den gespülten Gläsern.

Ruhe bewahren

Das wichtigste ist, Ruhe zu bewahren. Vielleicht haben Sie einen großen runden Pezzi-Ball und können sich mit Ihrem Baby im Arm darauf setzen und in gleichmäßigem Takt leicht beruhigend wippen und hüpfen? Oder eine angenehme Entspannungsmusik hilft Ihnen und Ihrem Kind, wieder etwas ruhiger zu werden. Heutzutage gibt es sehr schöne Musikangebote, so dass es sich lohnt, hier einmal zu stöbern. Ein weiterer Versuch ist es, das Kind in ein Tragetuch zu wickeln oder in einen Tragesack zu setzen und mit ihm eine Runde spazieren zu gehen.

Weitere hilfreiche Mittel

- Beim Wickeln die Beine des Kindes nach oben an den Kopf halten und das Po-Loch ein wenig massieren. Nicht selten geht dann Wind ab, der vorher im Bauch des Babys rumort hat.
- Carum Carvi Kinderzäpfchen (WALA) enthalten die homöopathi-

schen Mittel Carvi fructus (Kümmel), Atropa belladonna (Tollkirsche), Chamomilla (Kamille), Nicotiana tabacum (Tabak). 1–3-mal täglich ½ Zäpfchen in den Darm einführen. Die Anwendung ist nur nach Absprache mit der Hebamme oder dem Kinderarzt sinnvoll!

- Es gibt verschiedene homöopathische Mittel, die erfolgreich bei Blähungen eingesetzt werden. Sie werden jedoch individuell je nach den vorherrschenden Krankheitssymptomen ausgesucht. Vielleicht kennt sich Ihre Hebamme oder Ihr Kinderarzt mit der Homöopathie gut aus.

Wunder Popo

Die besten Tipps zur Vorbeugung

Ein einfacher Tipp gegen wunde Popos ist häufiges Wickeln: 5–8-mal täglich die Windeln wechseln – und das in der gesamten Windelzeit! Am günstigsten ist es, wenn Sie möglichst direkt nach jedem Stuhlgang eine frische Windel anlegen, da die Inhaltsstoffe des Stuhls die Babyhaut angreifen. Nachts darf ruhig geschlafen werden! Falls die Haut akut beschädigt ist, müssen Sie natürlich auch nachts wickeln.

Gar nicht so selten reagiert der empfindliche Babypo auf die Windelstoffe, versuchen Sie also ggfs. einmal eine andere Windelmarke, oder benutzen Sie Stoffwindeln.

Waschen mit klarem Wasser ist bei jedem Wickeln zu empfehlen. Wenn sich benutzte Cremes mit reinem Wasser nicht lösen, sollte man ph-neutrale, parfümfreie Waschsubstanzen benutzen. Eine gute Empfehlung ist, das Baby in ein Waschbecken mit 37 °C warmem Wasser zu „setzen“ (Sitzbad) und den Popo ein paar Minuten zu „wässern“, bis sich die meisten Substanzen gelöst haben. Tupfen Sie den Popo anschließend möglichst nur ab – jede Reibung, auch mit den weichsten Handtüchern, kann die angegriffene Haut reizen. Die zarte Babyhaut ist noch sehr dünn.

Gönnen Sie dem Babypopo täglich ein Luftbad. Verwenden Sie dafür eine wasserdichte Unterlage, sorgen Sie dafür, dass die Raumtemperatur angenehm für das Kind ist, und decken Sie es mit einer Stoffwindel ab.

Wenn der Popo doch wund geworden ist

Wenn es „passiert" ist und der Babypopo rot und wund ist, sind zusätzlich zu den oben genannten Punkten folgende Maßnahmen empfehlenswert.

Ganz einfach ist die Anwendung von Eigenurin. Der Eigenurin des Kindes wird von der Windel aufgefangen und damit der saubere Popo an den wunden Stellen betupft. Jetzt ist es ganz wichtig, den Popo an der Luft trocknen zu lassen und nicht gleich wieder zu wickeln.

Bouretteseideneinlagen, die in die Zellstoffwindel eingelegt werden und damit die Reibung veringern, bekommen Sie in jedem ökologisch ausgerichteten Babyladen. Falls im aktuellen Notfall bei einem roten Popo gerade keine Bouretteseideneinlagen vorhanden sind, ist es eine gute Variante, ein altes T-Shirt zu zerschneiden und die (oft gewaschenen!) Stoffteile in die Windel zu legen.

Die Ringelblume ist die sanfteste Wundheilpflanze, und so verwundert es nicht, dass ein Extrakt in vielen Pflege- oder Heilsalben für Babys enthalten sind. Wichtig sind aber auch die weiteren Inhaltsstoffe. Wir empfehlen daher, eine Calendula-Creme zu verwenden, die möglichst keine Zusatzstoffe enthält (z. B. von Weleda). Einen gesalbten Popo kann man übrigens auch gut mit der bereits im Kapitel „Blähungen" angesprochenen Heilwolle oder alternativ mit einem Schafwollvlies abdecken. Diese Produkte haben einen natürlichen

Fett- bzw. Lanolingehalt und wirken dadurch rückfettend auf die zarte Babyhaut.

Immer wieder gern verwendet werden Cremes, die Zink enthalten. Man erkennt diese Cremes schnell an der dicken Konsistenz. Sie führen auch schnell zum Erfolg, da sie die Haut gut abdecken und vor den reizenden Stoffen schützen. Auf der anderen Seite wird – gerade durch die Abdeckung – die Möglichkeit der Haut, zu atmen bzw. Stoffe auszuscheiden, unterdrückt. Daher gibt es auch Kritiker. Ein anderes Argument gegen den (übermäßigen) Einsatz von Zinksalben ist die Gefahr, dass Zink durch die Haut aufgenommen wird und sich im Körper ablagert.

Verzichten Sie auf die im Handel erhältlichen Feucht- und Öltücher bzw. schränken Sie ihre Benutzung nur auf die „Reisezeit" mit Ihrem Baby ein. Viele dieser Tücher enthalten eine Vielzahl von Stoffen, die gerade die Haut empfindlicher Babys reizen können.

Stillende können die Muttermilch als Wundermittel auftragen. Wie immer gilt: Erst antrocknen lassen – danach die Windel anlegen.

Der besondere Tipp:

Der Rose-Teebaum-Balsam ist ein echter Knüller aus dem Hause Stadelmann (enthält Kamille blau, Lavendel, Rose, Teebaum, Johanniskraut in Olivenöl, Ringelblumen in Mandelöl und Wollwachs). Er wird dünn auf die wunde Stelle aufgetragen.

Bezug: Bahnhof-Apotheke Kempten

Schreisprechstunde

Warum Babys schreien

Babys schreien. Manche mehr, manche weniger. Oft sind Eltern und auch Ärzte hilflos, weil das Schreien keine definierbare Ursache hat. Deshalb wird dann gerne von der Umgebung alles Mögliche als Grund in Erwägung gezogen: Hunger, Blähungen, „Hose voll", Müdigkeit etc. Das alles kann tatsächlich eine mögliche Ursache sein.

Aber was veranlasst nun ganz genau das Baby zu schreien? Vielleicht kann man sagen: Babys schreien, wenn ihre Bedürfnisse gestillt werden sollen. Dazu gehören jedoch nicht nur die bereits genannten, eher körperlichen Bedürfnisse, sondern auch Einsamkeit, Kälte, Überhitzung, Überreizung (Party, Besuch, Einkaufsbummel am Wochenende in einer vollen Stadt). Babys suchen Vertrauen, Sicherheit, Schutz.

Auch wenn dies eher selten ist, können auch körperliche Probleme ganz anderer Art dahinter stecken (vom Arzt abklären lassen!). Als Beispiel mag die Geschichte eines Kindes sein, das unaufhörlich schrie und nur selten zu beruhigen war. Keine der hier aufgeführten Tricks halfen. Des Rätsels Lösung: Nach einer für das Kind anstrengenden Geburt hatte es, wie sich herausstellte, im Halswirbelsäulenbereich eine Blockade, die erst von einem erfahrenen Körpertherapeuten gelöst werden konnte.

Führen Sie ein Tagebuch, um herauszufinden, wann sich das Kind besonders wohl fühlt, bzw. wann die Schreiattacken ausgelöst werden, und ob es nicht einen Zusammenhang mit anderen Ereignissen oder Begebenheiten gibt.

Der Ratschlag aus alten Zeiten, „Schreien stärkt die Lungen!", gehört in die Mottenkiste – es ist nie der Wunsch der Eltern, sondern immer ein „gut gemeinter" Rat aus der Umgebung.

Und ganz wichtig: Benutzen Sie auf keinen Fall Medikamente, um das Baby „ruhigzustellen".

Möglichkeiten, das Baby zu beruhigen

Bieten Sie dem Baby einen Rhythmus, d. h., gestalten Sie den Tagesablauf: vielleicht den Spaziergang am Vormittag, den Mittagsschlaf an einem festen Ort, die Abendphase mit einer kleinen Massage einleiten usw. Sie sollten dem Baby keinen starren Vier-Stunden-Takt „aufdrücken", lediglich dem Tag eine Struktur geben, damit sich Ihr Kind darin zurechtfinden kann.

Schaukelndes Tragen beruhigt viele Kinder. Verschiedene Tragehilfen können dabei das Tragen erleichtern. Legen Sie die passende Musik auf, die zu Ihnen und Ihrem Baby passt. Bei manchen ist sie ganz sanft und ruhig, bei anderen etwas schwungvoller. Entscheiden Sie aus dem Bauch heraus, und lassen Sie sich nicht von den Gedanken leiten, was Ihr Nachbar, Ihre Freunde oder Ihre Mutter sagen wird. Denn Sie sind die Mutter oder der Vater dieses Kindes und entscheiden mit all Ihren Sinnen, die 100 % auf Ihr Kind eingestimmt sind und von Herzen kommen.

Ein junger Vater hat z. B. für sein Kind Meeresrauschen und die Musik von Naturinstrumenten zusammengestellt. Das Kind mochte diese Geräuschkulisse sehr. Seien Sie kreativ! Eine Freundin hat sich zum Einschlafen und Beruhigen ihr Kind in ein Tuch gebunden und anschließend den Staubsauger geschwungen, bis ihr Junge eingeschlafen war. So genannte „verrückte Ideen" sind dann die besten Einfälle, wenn sie zum Erfolg führen.

Eine Konstitutionsbehandlung durch Ihren Homöopathen verbessert von innen heraus die Regulationsvorgänge des kleinen Organismus, zu denen Verdauung, Schlaf etc. gehören. Auch Körpertherapeuten können für die kleinen Patienten hilfreich sein.

Suchen Sie Gleichgesinnte. Fast alle Eltern von Schreikindern sind mit ihren Kräften am Ende. Sie werden staunen, wie vielen es ähnlich geht. In der Stillgruppe oder bei Ihrer Hebamme finden Sie ein offenes Ohr für Ihre Gefühle und Sorgen. Richtige „Schreisprechstunden" werden ebenfalls in vielen Städten angeboten, da eine große Nachfrage besteht.

Wir wissen: Häufiges und anhaltendes Schreien kann die Nerven strapazieren, gerade wenn man vielleicht als Mutter ganz alleine für das Baby zuständig ist und wenig Hilfe bekommt.
Doch bitte, auch wenn Sie ganz in Rage sind, schütteln Sie **NIEMALS** Ihr Kind und achten Sie auch bei Ihrem Partner darauf. Schon leichtes Schütteln kann zu schweren Gesundheitsschäden führen, von schlimmeren Folgen ganz zu schweigen.

Wann muss ich mit meinem Baby ins Krankenhaus oder den Notarzt rufen?

Der Kinderarzt Dr. Christian Lucae rät dazu, im ersten Lebensjahr folgende Warnzeichen sehr ernst zu nehmen und im Zweifelsfall ins Krankenhaus zu gehen oder den Notarzt zu rufen:

- **Fieber** ist besonders in den ersten Lebensmonaten ungewöhnlich und sollte unverzüglich ärztlich abgeklärt werden. Unter Umständen kann eine schwerwiegende Infektion dahinter stecken. Wichtig: Fieber sollte bei Babys stets rektal gemessen werden; von Fieber spricht man, wenn die Körpertemperatur über 38 °C steigt. Bei vielen Babys liegt die normale Körpertemperatur oft zwischen 37–37,7 °C rektal – das kann also ganz normal sein; bei Erwachsenen würde man von einer erhöhten Temperatur sprechen.
- **Verweigerung der Nahrungsaufnahme:** Wenn ein Säugling über mehrere Stunden nicht mehr getrunken hat, kann es schnell zu einem bedrohlichen Flüssigkeitsmangel kommen. Hier muss die Ursache geklärt werden. Handelt es sich um eine Magen-Darm-

infektion? Steckt eine bakterielle Infektion dahinter? Hat das Baby Schmerzen, die es vom Trinken abhalten?

- **Atemprobleme:** Wenn das Baby anhaltend auffällig atmet, also beispielsweise deutlich beschleunigt oder mit merkwürdigen Nebengeräuschen (Pfeifen), sollte unverzüglich ärztlicher Rat eingeholt werden. Bei ganz plötzlich eintretender Atemnot mit auffallender Blässe sollte sofort der Notarzt gerufen werden (Telefon 112 in ganz Europa).
- **Bewusstseinsstörung:** Wenn das Baby nicht wie gewohnt reagiert, nicht schreit oder auffallend schlapp ist, sollte dringend Hilfe geholt werden. Ein Verdrehen der Augen, rhythmisches Zucken von Armen oder Beinen können auf einen Krampfanfall hindeuten.

Zum guten Schluss

Wir hoffen, dass in diesem Ratgeber die wichtigsten Punkte zu Schwangerschaft, Geburt und zum ersten Vierteljahr des Babys besprochen sind.

Sie werden gemerkt haben: So schwierig ist es gar nicht. Viele Probleme und Beschwerden kommen vielleicht unerwartet, aber sie vergehen auch wieder.

Ruhe und Geduld sind wichtige Helfer im Umgang mit dem neuen Erdenbürger. Oft weiß man eben nicht so ganz genau, was los ist, was die genaue Ursache für ein mögliches Unwohlsein ist. Dann ist es hilfreich, einfach zu beobachten, was Ihrem Kind gut tut und was es durcheinander bringt. Und es ist wichtig, sich auch ein wenig auf das eigene Gefühl zu verlassen.

Vertrauen Sie darauf, dass niemand Ihr Kind so gut kennt wie Sie selbst. Äußern Sie Ihre Beobachtungen und Vermutungen selbstbewusst auch dem Arzt gegenüber. Sicherlich ist man als Eltern auch immer wieder „betriebsblind" und kann das eigene Kind nicht objektiv einschätzen, dennoch sind Sie es als Mutter und Vater, die das Kind tagtäglich in seinem Verhalten, in seinen Eigenarten und in seinem Umgang mit Gesundheit und Krankheit erleben.

Wir hoffen, dass dieser Ratgeber dazu beiträgt, Unsicherheiten zu beseitigen und eine Reihe von Anregungen gegeben hat, die Sie in den nächsten Wochen und Monaten nutzen können.

Wir wünschen Ihnen für das Leben mit Ihrem Kind alles Gute.

Danksagung

Dieses Buchprojekt konnte nur durch die Zusammenarbeit mit weiteren Experten entstehen:

Britta Bebenroth, Hebamme, und Gunhild Schmidt, Hebamme und BSc Midwifery, haben wichtige Impulse für die Erstfassung des vorliegenden Buches gegeben.

Margarete Meyer, Krankenschwester und BSc Integrative Gesundheitsförderung, danken wir für die Mitarbeit an der Neuauflage.

Vom Geburtshaus Essen hat insbesondere die Hebamme Katja Stöhr zur neuen Bearbeitung beigetragen.

Frau Prof. Ingrid Gerhard hat das Manuskript durchgesehen und ein Geleitwort geschrieben. Sie ist Expertin für Frauengesundheit, der sie sich auf ihrer Internetseite www.netzwerk-frauengesundheit.com und in zahlreichen Publikationen widmet.

Allen genannten und ungenannten Helferinnen sei an dieser Stelle herzlich gedankt.

Hilfreiche Internetseiten

Hebammensuche

www.hebammen.de
www.hebammenverband.de
www.bfhd.de (Bund freiberuflicher Hebammen Deutschlands)

Informationen für werdende Eltern

www.geburtskanal.de

Hinweise zur Vorbeugung von Allergien beim Kind bereits in der Schwangerschaft:

www.allergie-erstvorbeugung.de

Plötzlicher Säuglingstod – GEPS-Deutschland e. V.

www.sids.de
www.kindergesundheit-info.de

Arbeitsgemeinschaft Gestose-Frauen e. V.

www.gestose-frauen.de

Apotheken

Bahnhof-Apotheke
Bahnhofstr. 12
87435 Kempten
www.bahnhof-apotheke.de

Zietenapotheke
Großbeerenstr. 11
10963 Berlin
www.zietenapotheke.de

Vollwerth-Apotheke
Koblenzer Straße 24
57072 Siegen
www.vollwerth-apotheke.de

Lesenswerte Bücher

Benita Cantieni: Tigerfeeling. Das perfekte Beckenbodentraining für sie und ihn. Südwest-Verlag, 3. überarbeitete Auflage 2012 (auch als DVD).

Ina May Gaskin: Die selbstbestimmte Geburt – Handbuch für werdende Eltern. Mit Erfahrungsberichten. Kösel Verlag 2004.

Hanny Lothrop: Das Stillbuch. Kösel-Verlag 2009.

Ingeborg Stadelmann: Die Hebammen-Sprechstunde. Stadelmannverlag 2005.

Ursula Uhlemayer: Wickel und Co – Bärenstarke Hausmittel für Kinder. Urs-Verlag, 13. Auflage 2011.

Hetty van de Rijt, Frans X. Plooij: Oje, ich wachse! Von den acht „Sprüngen" in der mentalen Entwicklung Ihres Kindes während der ersten 14 Monate und wie Sie damit umgehen können. Goldmann Verlag 1998.

Heidi Velten, Bruno Walter: Harmonische Babymassage. Urania-Verlag 2014.

Weitere wichtige Quellen

R. Fintelmann, R. F. Weiss: Lehrbuch der Phytotherapie. Hippokrates Verlag in MVS 2009.

I. Gerhard, A. Feige: Geburtshilfe integrativ. Konventionelle und komplementäre Medizin. Elsevier 2005.

I. Gerhard, N. von Ganski: Die neue Pflanzenheilkunde für Frauen. Zabert Sandmann 2011.

I. Schilcher, S. Kammerer, T. Wegener: Leitfaden Phytotherapie. 4. Auflage, Elsevier 2010.

D. Wagner, Ch. Beier (Hrsg.): Aromatherapie. Elsevier 2009.

Nährstofftabellen

In den folgenden Tabellen finden Sie Nahrungsmittel, die gut für Sie und Ihr Kind sind und die Sie in Ihrem Speiseplan berücksichtigen sollten. Manche Lebensmittel haben wir weggelassen, auch wenn sie vitaminreich sind, z. B. Leber und andere Innereien, die oft eine hohe Schadstoffbelastung aufweisen. Gerade Vitamin A-haltige Lebensmittel sollten nur in Maßen genossen werden, da eine erhöhte Vitamin A-Zufuhr den Embryo schädigen kann (dies gilt ebenfalls für Leber, außerdem Nahrungsergänzungsmittel mit Vitamin A). Das in Pflanzen enthaltene Beta-Carotin ist unbedenklich.

Fetter Seefisch ist reich an gesunden Omega-3-Fettsäuren und Vitaminen, aber wegen der häufig hohen Schadstoffbelastung vor allem in der Schwangerschaft nur eingeschränkt empfehlenswert.

Vitamine	Vorkommen in pflanzlichen Produkten (Auswahl)	Vorkommen in tierischen Produkten (Auswahl)
Vitamin A **Achtung:** Vitamin A reichert sich im Organismus an. Eine erhöhte Vitamin A-Zufuhr in der Schwangerschaft kann den Embryo schädigen – Konsum in Maßen	Lebensmittel, die reich an Beta-Carotin (pflanzliche Vorstufe) sind: Süßkartoffeln, Karotten, Honigmelonen, Spinat, Aprikosen (auch Trockenaprikosen), Pfirsiche, Grünkohl, rote Paprika, Möhrensaft (Vorsicht bei Möhrensaft mit Vitamin A-Zusatz)	Eier, Vollmilch, Butter

Vitamin B1	Bierhefe, Vollkornerzeugnisse, Hafermehl und -flocken, Sonnenblumenkerne, Pistazien, Weizenkeime, Hülsenfrüchte, grüne Erbsen, Kartoffeln, Kräuter	Fisch (z. B. Flunder, Scholle)
Vitamin B2	Bierhefe, Vollkornprodukte, Champignons, Spinat, Vollkornprodukte, Haferflocken	Eier, Vollmilch und Milchprodukte, Fleisch, Fisch (z. B. Makrele, Seelachs)
Vitamin B6	Kartoffeln, Vollgetreide, Bananen, Linsen, Bierhefe, Spinat, Avocado, Ölsaaten, Walnüsse, Cashewnüsse	Geflügel, Fisch (z. B. Sardine, Makrele)
Folsäure (Vitamin B9) **Info:** Folsäure ist wasserlöslich: Gemüse nur kurz waschen und Kochwasser mitverwenden!	Weizenkeime, Rote Bohnen, Sojabohnen, Weizenkleie, Spinat, Brokkoli, grünes Blattgemüse, Bierhefe, Rote Bete, Walnüsse, Mais	Eier, Milchprodukte
Vitamin B12 **Info:** Vitamin B12 kann nur bei guter Magenfunktion aus der Nahrung aufgenommen werden. Die Aufnahme bedarf des vom Magen produzierten „intrinsic factor"		Eier, Vollmilch und Milchprodukte (z. B. Camembert, Emmentaler), Fleisch, Fisch (z. B. Lachs)
Vitamin C	Acerola, Papaya, Brokkoli, Rosenkohl, Orangen, Erdbeeren, grüne Paprikaschoten, Grapefruit, Kartoffeln, schwarze Johannisbeeren, Kiwis	

Vitamin D **Info:** Wichtig ist der Aufenthalt an Tageslicht, da dies die Vitamin D-Produktion in der Haut fördert.	Champignons, Steinpilze, Pfifferlinge	Eier, Vollmilch und Milchprodukte, Fisch (z. B. Lachs, Hering, Sardinen, Bückling)
Vitamin E	Sonnenblumenkerne, Weizenkeime, Süßkartoffeln, Distel-, Oliven-, Weizenkeim- und Sonnenblumenöl	Eier
Biotin	Sojabohnen, Trockenhefe, Haferflocken, Champignons,	Eier, Milch

Mineralien und Spurenelemente	Vorkommen in pflanzlichen Produkten	Vorkommen in tierischen Produkten
Eisen **Info:** Die Bioverfügbarkeit von Eisen aus pflanzlichen Nahrungsquellen ist durch die gleichzeitige Aufnahme von Vitamin C-reichem Obst höher. Kaffee, Schwarzer Tee, Milch und Eier hemmen hingegen in gleicher Mahlzeit die Aufnahme.	Hülsenfrüchte (z. B. Linsen, weiße Bohnen), Sojamehl, Hirse, Haferflocken, unpolierter Reis, Trockenobst (Feigen, Aprikosen), Weizenvollkornmehl, Ölsamen, Nüsse	Eier, Fleisch, Fisch
Kalium	Sojamehl, weiße Bohnen, Linsen, Bananen, Spinat, Weizen- und Roggenvollkorn, Kartoffeln, Obstsäfte, Gemüse, Nüsse, Mandeln	Fleisch, Fisch

Kalzium	Grüne Gemüsesorten und Salat (z. B. Brennnessel, Gartenkresse, Grünkohl, Löwenzahnblätter, Mangold, Rucola, Spinat, Wegerich, Basilikum, Brunnenkresse, Dill, Kerbel, Liebstöckel, Majoran, Petersilie, Rosmarin, Salbei, Schnittlauch, Thymian), Hülsenfrüchte (z. B. weiße Bohnen, Saubohnen, Sojabohnen, Sojafleisch), Kerne und Saaten (z. B. Sesam, Mohnsamen, Pistazienkerne, Leinsamen, Haselnusskerne), frische Feigen (ansonsten getrocknet), Datteln, Oliven, Hagebutten, Amaranth	Vollmilch und Milchprodukte, (z. B Bergkäse, Emmentaler, Parmesan)
Magnesium	Grüne Gemüsesorten und Kräuter (siehe unter Kalzium), Vollkornprodukte (z. B. Weizenvollkornbrot, Weizenkeime, Weizenkleie), Kerne und Nüsse (z. B. Sonnenblumenkerne, Walnüsse, Haselnüsse, Mandeln, Erdnüsse), Schokolade, Linsen, Bananen, Rosinen, Pilze, Sojamehl, Gerste, Reis (unpoliert)	
Zink **Info:** Schwarzer Tee und Kaffee hemmen die Zinkaufnahme	Linsen, gelbe Erbsen, Weizenvollkorn, weiße Bohnen, Weizenkleie, Mais, Haferflocken, Kartoffeln, Nüsse	Eier, Milchprodukte, Fleisch, Fisch
Ballaststoffe	Vollkornbrot, Kleie, Dörrobst, Obst (insbesondere Äpfel, Birnen, Johannis-, Stachel-, Himbeeren), Gemüse	
Omega-3-Fettsäuren	Leinöl (!), Olivenöl, Rapsöl, Nüsse	Fette Seefische (z. B. Hering, Tunfisch, Lachs, Makrele)

Jod	Algen	Seefisch wie Scholle, Seelachs, Kabeljau, Dorsch
Selen	Sojabohnen, Weizenvollkornbrot	Fette Seefische (z. B. Hering, Thunfisch, Sardinen), Rindfleisch

Quellen:

Burgersteins Handbuch Nährstoffe. 11. überarbeitete Auflage, Haug Verlag 2007

Die große GU Nährwert Kalorien Tabelle. Gräfe und Unzer Verlag 2014/2015

I. Gerhard, A. Feige: Geburtsheilkunde integrativ. Elsevier 2005

Die Autorin

Dr. Annette Kerckhoff, BSc Komplementärmedizin und European Master of Health Promotion, Lehrbeauftragte für naturheilkundliche Selbsthilfestrategien, Phytotherapie und Medizingeschichte, ist seit fast zwei Jahrzehnten auf die laienverständliche Vermittlung von Gesundheitswissen und Selbsthilfemaßnahmen für bestimmte Zielgruppen spezialisiert, so z. B. für Patientengruppen, Kinder, Jugendliche, Senioren und Schwangere.

Sie hat zahlreiche Ratgeber und Patienteninformationen geschrieben und arbeitet für die Carstens-Stiftung : Natur und Medizin. Annette Kerckhoff hat diverse nebenberufliche Lehraufträge an der Hochschule für Gesundheit & Sport, Technik & Kunst (Berlin und Ismaning) und der Hochschule Coburg.

Der Autor

Dr. Michael Elies ist seit 1986 in eigener Praxis als Facharzt für Allgemeinmedizin, Naturheilverfahren, Akupunktur und Homöopathie niedergelassen. Praxisschwerpunkt ist die komplementäre Schmerztherapie. Er ist seit 1989 Lehrbeauftragter für Geschichte und Entwicklung der Homöopathie an der Heinrich-Heine-Universität Düsseldorf und seit 1991 Mitglied der Arzneimittelkommission D beim BfArM (früher BGA) Bonn. Dr. Elies ist langjähriger Dozent der Deutschen Ärztegesellschaft für Akupunktur (DÄGfA), von der er 1989 den Dr. Bachmann-Preis erhielt. Er ist Autor zahlreicher Fachbücher und Ratgeber und seit vielen Jahren beratender Arzt von Carstens-Stiftung : Natur und Medizin.

Carstens-Stiftung : Natur und Medizin

Erforschen. Erklären. Erleben

Ob Pflanzenheilkunde, Homöopathie oder Blutegeltherapie – die Komplementärmedizin ist sehr vielseitig.

Wichtig dabei ist, genau zu wissen, welches Therapieverfahren bei welchen Krankheiten helfen kann. Antworten auf Ihre Fragen zur Komplementärmedizin gibt die Carstens-Stiftung : Natur und Medizin. Die Stiftung setzt sich dafür ein, dass Naturheilkunde und Homöopathie in der Medizin stärker verankert werden.

Ihren Auftrag, Forschungsarbeiten zu veröffentlichen und ihre Ergebnisse verständlich aufzubereiten, nimmt die Stiftung sehr ernst. Dazu wurde 1998 der KVC Verlag gegründet und auf diesem Weg ein individuelles Profil für die Veröffentlichungen geschaffen.

Um Forschung zu fördern und Patienten fundiert beraten zu können, ist die Stiftung auf die Unterstützung ihrer Fördermitglieder angewiesen. Eine Mitgliedschaft bei Natur und Medizin e.V. lohnt sich: Schon ab 42 Euro im Jahr erhalten Sie die sechsmal im Jahr erscheinende Mitgliederzeitschrift, ein exklusives Ratgeberangebot und einen Recherche-Service zu individuellen Indikationen und Therapiemöglichkeiten.

Weitere Informationen unter:

Carstens-Stiftung : Natur und Medizin, Am Deimelsberg 36, 45276 Essen,
Tel: 0201/56305 70, www.naturundmedizin.de